W0063539

Carl-Auer

Abbé René de Naurois
in tief empfundener Dankbarkeit gewidmet

Matthias Lauterbach

Einführung in das systemische Gesundheitscoaching

Zweite, unveränderte Auflage, 2013

Umschlaggestaltung: Uwe Göbel
Satz: Verlagsservice Hegele, Heiligkreuzsteinach
Printed in the Czech Republic
Druck und Bindung: FINIDR, s. r. o.

Zweite, unveränderte Auflage, 2013
ISBN: 978-3-89670-659-1
© 2008, 2013 Carl-Auer-Systeme Verlag
und Verlagsbuchhandlung GmbH, Heidelberg
Alle Rechte vorbehalten

Bibliografische Information der Deutschen Nationalbibliothek:
Die Deutsche Nationalbibliothek verzeichnet diese Publikation
in der Deutschen Nationalbibliografie; detaillierte bibliografische
Daten sind im Internet über http://dnb.ddb.de abrufbar.

Informationen zu unserem gesamten Programm, unseren Autoren
und zum Verlag finden Sie unter: www.carl-auer.de.

Wenn Sie Interesse an unseren monatlichen Nachrichten
aus der Vangerowstraße haben, können Sie unter
http://www.carl-auer.de/newsletter den Newsletter abonnieren.

Carl-Auer Verlag GmbH
Vangerowstraße 14
69115 Heidelberg
Tel. 0 62 21-64 38 0
Fax 0 62 21-64 38 22
info@carl-auer.de

Inhalt

Einleitung

Seit den Veröffentlichungen des Grundlagenbuchs zum *Gesundheitscoaching* (Lauterbach 2005a) und des Buchs *So bleibe ich gesund* (2006) hat der Ansatz des systemischen Gesundheitscoachings viel Resonanz gefunden. Die hier vorgelegte *Einführung in das systemische Gesundheitscoaching* soll die Übersicht über die bewährten Zugänge einer professionellen Rahmung von Gesunderhaltung in einem zunehmend unübersichtlich werdenden Gesundheitsmarkt erleichtern, und sie soll die konkrete Umsetzung in individuellen Coachingprozessen und in Seminaren unterstützen.

Dem dienen eine Übersicht über die bewährten Denkmodelle in ihrer Vielfältigkeit und gleichzeitig ihrer Konsistenz sowie die Darstellungen der Spielmöglichkeiten bei Setting und Methodik zur Umsetzung in den verschiedenen Arbeitsfeldern.

In Ergänzung zu den vorher erschienen Büchern werden hier bei „schlanker" und fundierter Darstellung von Theorie und Methodik die in den letzten Jahren geschärften und teilweise erweiterten theoretischen und methodischen Grundlinien gezogen.

Es werden die verschiedenen Zugänge beschrieben, die das Themenfeld erschließen und die dem Einzelnen eine Annäherung an einen gesundheitsorientierten Lebensstil ermöglichen können. Der Begriff „Zugänge" weist darauf hin, dass Gesunderhaltung in der Praxis auf sehr unterschiedlichen, individuell geprägten Wegen erfolgen kann: Was dem einen über regelmäßige Bewegung gelingt, erreicht ein anderer über unterstützende soziale Beziehungen, ein Dritter über eine Auseinandersetzung mit seinen Lebensbalancen.

So wird der weite Bogen der Gesundheitsthemen für das Coaching aufgespannt, der die individuelle Gesunderhaltung auch und besonders in dem Kontext des Arbeitslebens sieht.

In dem folgenden Text finden sich neben den Darstellungen der Grundlagen und der Ableitungen zahlreiche kurze Hinweise für die Umsetzung in die konkrete Praxis des Gesundheitscoachings. Diese Hinweise sind als methodische Impulse zu verstehen, die die Leser und Leserinnen dazu anregen sollen:

- ihre eigenen Erfahrungen, Fähigkeiten und Methoden für diese Themenfelder zu erschließen
- weitere Methoden zu erfinden und zu entwickeln (ich freue mich auf den Austausch)
- auf den breiten Fundus der verfügbaren Methoden zurückzugreifen (s. einschlägige systemische Literatur und Lauterbach 2005a, 2006).

Besonders Kapitel 4, *Prozessgestaltung im Gesundheitscoaching*, enthält zahlreiche Anregungen für die professionelle Beratungs- und Seminarpraxis. Anhand einiger ausführlicher dargelegten Methoden werden wichtige Prinzipien des Gesundheitscoachings aufgezeigt.

Die folgenden Darstellungen beziehen sich vorwiegend auf die 1:1-Beratungssituation. Die gleichen Inhalte und Methoden sind jedoch auch für Gruppensettings und für entsprechend zugeschnittene Seminare geeignet.

Gesundheitscoaching ist zwar ein individuelles Beratungsangebot, es ist aber bewusst zwischen der individuellen Gesunderhaltung und der betrieblichen Gesundheitsförderung platziert. Es stellt somit das Missing Link dar, das die Gesundheitsorientierung des einzelnen Menschen und die Gesundheitsförderung von Unternehmen und Organisationen verbindet. Es „unterfüttert" das betriebliche Gesundheitsmanagement mit der individuellen Perspektive der Gesunderhaltung.

Die bekannten Eckdaten gesellschaftlicher Entwicklungen haben für Themen im Umfeld von Gesunderhaltung einen steigenden Bedarf erzeugt – von der demografischen Entwicklung (altersgerechte Arbeitsprozesse, Facharbeitermangel etc.) über die veränderten Beanspruchungsprofile in fast allen Berufsfeldern (psychische Belastung durch Zeitdruck mit steigendem Risiko der Überlastung, Zunahme von Verantwortung, hohe Anforderungen durch kontinuierliche Veränderungsdynamiken etc.) bis zu der stärker präventiv gewordenen Ausrichtung des Gesundheitssystems.

Für die meisten Organisationen und Unternehmen ist die Gesunderhaltung der Mitarbeitenden schon zu einer Frage der wirtschaftlichen Entwicklungschancen geworden. Sie ist damit längst eine zentrale ökonomische und strategische Frage, die trotzdem oft nur „mit spitzen Fingern" angefasst wird. Vor allem im Feld der wissensbasierten Produkte und Dienstleistungen ist die Lage in den Unternehmen teilweise brisant. So zeigt sich für die strategische Implementierung von Gesundheitsförderung und für die konkreten Umsetzungen (wie z. B. in gesundheitsorientiertes Führungsverhalten) drängender Handlungsbedarf.

Bei aller Vielfältigkeit dieser gesellschaftlichen Entwicklungen wird allerdings *ein* Ergebnis auch immer wieder deutlich: Jeder einzelne Mensch ist stärker denn je herausgefordert, seine eigene gesundheitsorientierte Lebensgestaltung in die Hand zu nehmen. Eigentlich „weiß" jeder, was zu tun ist. Die Illusion aber, von der eigenen Robustheit noch eine Weile zehren zu können, verhindert oft das ernsthafte Bemühen, gesundheitsorientierte Gewohnheiten in den Lebensstil einzuspielen. Innere Schweinehunde werden dann gern zu Sündenböcken gemacht. *Ob* für die Aktivitäten zur Gesunderhaltung wirklich Zeit im Alltag freizubekommen sei, wird rasch abschlagig beschieden, bevor Antworten auf die Frage des *Wie* überhaupt die geringste Chance hatten.

Das Risiko beim Thema „Gesunderhaltung" ist immer, dass Bilder auftauchen, die eher anstrengend, trocken und asketisch anmuten und die wenig mit Lebenslust, Lebenskunst, Freude und Genuss zu tun haben. Dieses Risiko gehe ich hier bewusst ein – weil auch Disziplin, Verzicht und andere Grässlichkeiten mit der Gesunderhaltung verbunden sind. Aber eben nur in Verbindung mit den genussvollen und erfüllenden Erlebnissen wird ein Schuh daraus, mit dem sich der Lebensweg gut gehen lässt. Das Risiko der Leitbilder von ewiger Jugendlichkeit umschifft das Gesundheitscoaching durch die Breite und Tiefe des Ansatzes. Nicht die zwanghaft erzeugte, normierbare Gesundheit ist das Ziel, sondern der angemessene, achtungsvolle, würdevolle und damit auch lustvolle Umgang mit dem Geschenk der Stimmigkeit des eigenen Lebens (vgl. dazu z. B. Lütz 2002).

Hinweis: Bei personenbezogenen Substantiven wird wegen der Lesbarkeit die männliche grammatische Form verwendet. Als „Kunden" werden hier Menschen bezeichnet, die Coaching in Anspruch nehmen.

1. Die Grundidee des Gesundheitscoachings – Eine erste Annäherung

Gesundheit wird von den meisten Menschen als ein hohes Gut bewertet. Man wünscht sich gegenseitig „Gesundheit" – im Sinne der Abwesenheit von Krankheit. Die konkreten Aktivitäten zur Gesunderhaltung wirken dagegen oft eher halbherzig. Eine bewusste Entscheidung zur Gesunderhaltung als Anliegen der eigenen Lebenskunst ist eher selten. Für das Gesundheitscoaching widmen wir uns der Frage, wie der Coach die vielfältigen Gesundheitsthemen seiner Kunden konkret benennen, aufnehmen und mit ihnen fundiert arbeiten kann, ohne mit Konzepten körperlicher Fitness zu kurz zu springen.

Die Bewältigung hoher Leistungsanforderungen, das intensive Erleben von Druck und die Häufung von Stressreaktionen sind zu Standardthemen im Coaching geworden. Körperliche und seelische Stressfolgen bis hin zu ausgeprägtem Burn-out sind keine Seltenheit mehr. Viele Leistungs- und Verantwortungsträger leben „ungesund", d. h., sie bewegen sich zu wenig, ernähren sich mehr nach dem Zufallsprinzip, vernachlässigen Erholungszeiten, häufen körperliche und seelische Risikofaktoren an und achten nicht auf angemessene Lebensbalancen (Work-Life-Balance) oder auf den Erhalt ihrer Lebensqualität. Die persönliche Sinnhaftigkeit des täglichen Handelns ist ihnen – zumindest über die aktuellen Geschäftszahlen des Unternehmens hinaus – längst verlorengegangen. Viele scheinen gar wie Faust bei Goethe ihre Seele für den Schein von etwas Höherem verkauft zu haben – so der manchmal erschreckende Eindruck.

Unter „Coaching" wird im folgenden Text die 1:1-Beratung von Menschen verstanden, die ihre berufliche Situation und ihren persönlichen Umgang mit beruflichen Herausforderungen reflektieren wollen und sich dafür einen Fachmann bzw. eine Fachfrau gönnen.

Gesundheitscoaching nimmt die vielschichtigen Aspekte der Gesunderhaltung im Wechselspiel mit den Herausforderungen des Lebens, insbesondere im Kontext von Arbeit und Leistung, in den Blick.

Gesundheit wird in dem hier dargestellten Arbeitsansatz umfassend verstanden. Es wird nicht von einem „Zustand" ausgegangen, sondern Gesundheit wird als ein vernetzter Veränderungs- und Lernprozess konzipiert. Er umfasst die körperliche, psychische, soziale und spirituelle bzw. transzendente Gesundheit. Die „Klassiker" Bewegung, Ernährung, Entspannung sind ebenso Gegenstand der Betrachtung wie z. B. die Lebensbalancen und Sinnfragen. Diese Breite ist erforderlich, damit die Gesundheitsorientierung nicht in den Sog der Illusion unbegrenzter Elastizität und Leistungsfähigkeit gerät. Das bildet sich in den vielfältigen methodischen Zugängen des Gesundheitscoachings ab und gibt dem Kunden die Möglichkeiten, den eigenen Entwicklungsprozess jeweils auf einem Weg zu bearbeiten, der für ihn und seine Fragestellung passt. Letztlich steht die Frage im Zentrum, wie der einzelne Mensch mit seinen persönlichen Prägungen in einer konkreten Lebenssituation die beruflichen und privaten Herausforderungen meistern, gestalten und wie er die notwendigen Balancen erzeugen kann.

Coaching startet meist in Situationen, die für den Kunden besonders brisant sind. Dieser Aspekt wird oft unterschätzt und findet dann nicht die angemessene Antwort in Methodik und Struktur des Coachingprozesses. Gesundheitscoaching setzt häufig dort an, wo mit solchen brisanten Situationen zusätzlich körperliche, seelische und soziale Gesundheitsrisiken verbunden sind.

Das Erleben von übermäßigem Druck und Stress im Zusammenhang mit Arbeit hat immer Auswirkungen auf die Gesamtperson, auf die persönliche Entwicklung und die privaten Bezüge. Dies gilt auch umgekehrt, wenn private Aufgaben und Krisen Auswirkungen auf die Leistungsfähigkeit und die Balancen im beruflichen Alltag haben. Andauernde Überlastungen können sich in Unzufriedenheiten, Energieverlusten, Krankheitsanfälligkeiten zeigen und damit Hinweise auf anstehende oder überfällige Veränderungsprozesse geben. Die Not-wendige Gestaltung von Gesundheit muss dann mit allen dafür verfügbaren Ressourcen

gezielt in den Blick genommen werden. Grundprinzip ist die genannte Vielfalt möglicher Zugänge zu der Thematik, die ver-
schiedenste individuelle Ausgestaltungen erlaubt. Die Variabilität
der Zugänge gewährt Antworten auf die komplexen Fragen, die
bei der individuellen Gesunderhaltung entstehen.

Coachingprozesse aus der Perspektive der Gesunderhaltung zu
beschreiben heißt auch, sich angemessener Landkarten und Ori-
entierungsraster zu bedienen, ohne dabei alle Lebenswelten unter
die Oberaufsicht der Medizin stellen zu wollen. Der Arbeitsansatz
im Gesundheitscoaching nutzt als Basis systemische Theorien,
Haltungen und Methoden, das Konzept der Salutogenese und das
Modell der Lebensbalancen. In diesem Rahmen lassen sich eine
Fülle weiterer Denk- und Handlungsmodelle in die konkrete Arbeit integrieren, wie z. B. Modelle der sozialen Unterstützung, die
achtsamkeitsbasierten und die kognitiven Stressbewältigungen,
die logotherapeutischen Ansätze zur Arbeit mit Sinnfragen, Aktionsmethoden, Zugänge der Ästhetik etc. Aber auch die aus dem
Change- und Projektmanagement bekannten Modelle zur Gestaltung von Veränderungsprozessen sind anschlussfähig. Eine der
Kernfragen aller bewusst eingeleiteten Prozesse zur Optimierung
von Gesunderhaltung kann ebenfalls mit Antworten rechnen: Wie
kann es erreicht werden, wirksame Entwicklungen individuell und/
oder kollektiv in Gang zu setzen, sie auf einem hohen Ergebnisni-
veau zu halten und zu nachhaltigen Entwicklungen zu kommen?

Aus den Modellen zur individuellen Gesunderhaltung lassen
sich auch Aussagen und Methoden für die Gestaltung gesund er-
haltender Arbeitsprozesse und gesundheitsorientierter Führungs-
stile ableiten. Im Coaching von Führungskräften stehen diese Themenfelder neben den persönlichen Entwicklungen oft zusätzlich
im Zentrum der Reflexion. Das Verhalten von Führungskräften
hat bei den Mitarbeitern Auswirkungen auf die Leistungsbereitschaft, das Stresserleben und eben auch auf die Gesundheit. Deshalb gehört es zu dem präventiven Ansatz im Gesundheitscoaching, die Erkenntnisse zur Gesunderhaltung auch für den Ausbau
eines gesundheitsorientierten Führungsstils und gesundheitsorientierter Arbeitsprozesse zur Verfügung zu stellen.

2. Was ist Gesundheit?
Das Verständnis von Gesundheit als Prozess

2.1 *Gesundheit als Veränderungs- und Lernprozess*

Die Bilder und Annahmen, die sich Menschen von der Welt machen, stehen in einer zirkulären Wechselbeziehung mit den Wahrnehmungen und dem Handeln. Die Bilder und Annahmen betreffend Gesundheit sind entscheidend dafür, welche Aktivitäten (oder Unterlassungen) die Gesunderhaltung prägen (und umgekehrt). Das Modell von Gesundheit z. B. als Batterie, die zwischendurch aufgeladen werden muss, führt zu anderen Aktivitäten als Bilder von Balancen und Gleichgewichten, von Wachsen und Ernten oder von Lebensreisen.

Im Gesundheitscoaching ist deshalb die Erkundung der Metaphern und Bilder, die das Gesundheitsverhalten des Kunden prägen, ein wichtiger Einstieg.

Für den Arbeitsansatz im Gesundheitscoaching wähle ich folgende Definition von Gesundheit:

> Gesundheit ist kein Zustand, sondern ein lebenslanger Veränderungs- und Lernprozess, der bewusst zu gestalten ist.

Ich folge zudem der Definition von Fritz Hartmann (1993), dass derjenige „gesund" sei,

> der allein oder mit Hilfe anderer Gleichgewichte findet, entwickelt und aufrechterhält, die ihm ein sinnvolles und auf die Entfaltung persönlicher Anlagen und Lebensentwürfe eingerichtetes Dasein und die Erreichung von Lebenszielen in Grenzen ermöglichen – so, dass er sagen kann: „Das ist mein Leben, dazu gehören auch meine Krankheit und mein Sterben."

In diesen Definitionen von Gesundheit stecken folgende für das Gesundheitscoaching wesentlichen Aspekte.

Gesundheit ist ein Prozess
Landkarten, die Gesundheit als Prozess, als Weg, als Reise o. Ä.
verstehen, eröffnen eine Fülle von Handlungsmöglichkeiten. Sie
machen zudem einen Unterschied zu einem an jugendlicher Fal-
tenfreiheit orientierten Verständnis von Gesundheit. Stattdessen
thematisieren sie das, worum es eigentlich geht: sich mit den persönlichen Annahmen über den Lebensweg, mit den Zielen, dem
Woher und Wohin und mit der zentralen Frage auseinanderzuset-
zen: „Wozu will ich gesund bleiben?" Das schließt die Auseinandersetzung mit Schicksalsschlägen, mit den individuellen Grenzen, mit dem Älterwerden, mit der Endlichkeit von Leben und
dem Sterben, mit dem Erhalt von Lebensbalancen und Lebensqualität ein – letztlich den Umgang mit den prägenden Sinnfragen und
Lebensausrichtungen. Diese Reise bewusst zu machen ist selbst
das zentrale Charakteristikum von Gesundheit.

Im Gesundheitscoaching nimmt daher der thematische Fluss
sehr gezielt seinen Weg durch diese entscheidenden Lebensland-
schaften. Er mündet auf der Ebene konkreter Handlungen in die
verschiedenen Felder der Gesunderhaltung.

Gesundheit ist ein Veränderungsprozess
Die Gesunderhaltung braucht die Anpassung an die jeweilige Lebenssituation, an die besonderen Herausforderungen bestimmter
Lebensphasen (doppelte Herausforderungen durch Familie und
Beruf, Karriereschritte, gesundheitliche Risiken und Krankheiten
etc.), an die verfügbaren Ressourcen und an die aktuellen Gestaltungsspielräume. Der lebenslange Prozess der Gesunderhaltung
braucht immer wieder neue Impulse und Aktivitäten, die zu lebendigen und lustvollen Handlungen einladen. Gesunderhaltung
wird also ständig wieder reflektiert, nachjustiert, reaktiviert, re-
animiert werden, da sie durch die beruflichen und privaten „Sach-
zwänge" in Vergessenheit gerät.

Wenn Gesundheit als Veränderungsprozess verstanden wird,
hat das weitere Vorteile: Es erschließen sich Wissen, Erfahrungen,
Strategien und Methoden zur Gestaltung von Veränderungsprozessen – z. B. auch aus organisationalen Kontexten.

Gesundheit ist ein Lernprozess

Gesundheit und Gesunderhaltung können mit dem heute geläufigen Begriff des lebenslangen Lernens beschrieben werden. Im Laufe des Lebens sammeln sich zahllose Erfahrungen mit der eigenen Gesundheit und mit den Fähigkeiten zur Gesunderhaltung. So lässt sich ein konsistenter Lernprozess beschreiben, der mit den dafür notwendigen Feedbackschleifen zur Reflexion der Erfahrungen versehen wird.

Das Lernen von Gesundheit meint neben dem Erwerb von Wissen über Bewegung, Ernährung, Entspannung, Stressbewältigung, Schlaf etc. auch das Lernen, wie das Auf und Ab und vor allem die Flauten der eigenen Gesundheitsorientierung zukünftig zu bewältigen sind. Gesundheitsorientierung ist nie ein stabiler, linearer Prozess, sondern immer ein Wechselbad von „Sturm und Drang" und Langeweile, hat also eine Kurvencharakteristik. Die eigentliche Kunst besteht darin, genau diese Kurven gut zu gestalten, ohne dass man hinausgetragen wird („Kurvenkompetenz").

Gesundheit wird bewusst gestaltet

Die Idee der bewussten Gestaltung hebt gezielt auf die konkreten Handlungsspielräume des einzelnen Menschen ab. Selbstverständlich haben diese Spielräume Grenzen durch die gegebenen Rahmenbedingungen (Zeit, Arbeitsbedingungen, Familiensituation, Schicksal …). Zu oft richtet sich allerdings die Aufmerksamkeit auf diese Grenzen und weniger auf die Spielräume. Oft wird Gesundheit zudem als eine Art einklagbares Anrecht erlebt. Es wird dann von medizinischem Fachpersonal erwartet, dass sie in Ordnung gehalten oder gegebenenfalls repariert wird.

Im Gesundheitscoaching richten sich die Fragen und damit die Aufmerksamkeit auf die Gestaltungsoptionen, auf gute Erfahrungen in der Vergangenheit, auf die großen und kleinen Möglichkeiten, tätig zu werden, und auf die Entwicklung von förderlichen Einstellungen, Werten und Prioritäten. Die Erfahrung lehrt, dass für die Gestaltung von Gesundheit – trotz aller Ambivalenzen – klare Entscheidungen erforderlich sind, deren Umsetzungen dann verbindliche Strukturen benötigen. Oft entsteht erst so die Gleichwertigkeit von Gesundheit mit den anderen Lebensdynamiken: Pflicht, Erfolg, Gewinn, Saus und Braus.

Gesundheit ist Gleichgewicht und Stimmigkeit
Gesundheit ist kein allgemein gesetztes, normierbares Leitbild, das sich auf Hochglanzpapier abdrucken ließe. Es ist auch kein für alle gültiges „gesund versus nicht gesund/krank" zu definieren. Gesundheit ist in dem hier verstandenen Sinne kein medizinisches Modell, das sich durch Laborwerte oder ähnliche Parameter hinreichend beschreiben ließe. Stattdessen wird postuliert, dass selbst mit Krankheit im medizinischen Sinne, sogar mit dem eigenen Sterben „gesund" umgegangen werden könne. Dafür braucht es allerdings ein neues, völlig anderes Koordinatensystem, das sich aus dem Blick auf das Ganze, aus der Ausrichtung auf tragfähige Lebensziele und Sinnbeschreibungen ableitet und von der Achtsamkeit für sich selbst im Kontext der sozialen Beziehungen getragen wird. Nur an den individuell zu definierenden Referenzen lassen sich Gleichgewichte und Entfaltungsmöglichkeiten als „gesund" bewerten. Das Gegenteil von Gesundheit ist deshalb nicht

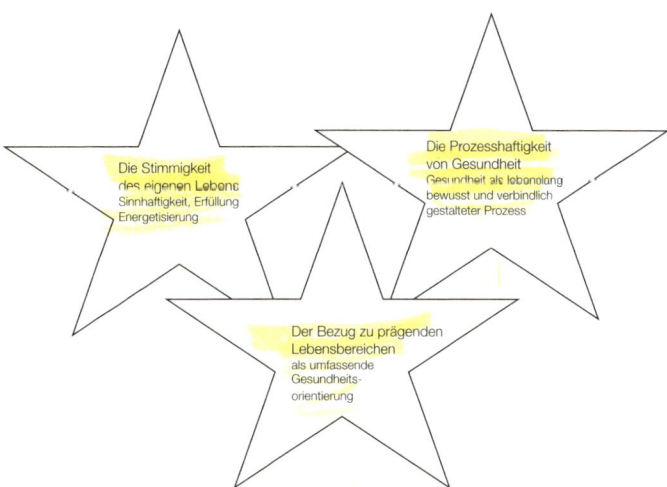

Abb. 1: Drei Aspekte von Gesundheit

Krankheit, sondern Sorglosigkeit im Hinblick auf sich selbst und das eigene Leben (Schmid 2000, S. 146).

Gesundheit umfasst – anders pointiert – das Handeln und Gestalten unter den drei Aspekten: der Prozesshaftigkeit, der Stimmigkeit und des Bezugs zu den prägenden Lebensbereichen.

2.2 Pattern und Matrix

Folgt man dem Verständnis von Gesundheit als Veränderungs- und Lernprozess, lassen sich daraus wichtige Leitlinien für die Gestaltung von Gesundheit beschreiben.

Der Erhalt der Gesundheit folgt den typischen Mustern von Veränderungsprozessen in lebenden Systemen: Es ergeben sich Unsicherheiten in Phasenübergängen mit Labilitäten und selbstorganisierten Ordnungsbildungen. Diesen Aspekt bezeichne ich, Bateson folgend, als „Patterns", die Muster, die verbinden (S. 15 ff.). Die Gestaltung von Gesundheit gelingt am ehesten in Anlehnung an die Gestaltung von Veränderungsprozessen, z. B. durch die Umsetzung in rahmenden Strukturen und transparenten Prozessen. Im Gesundheitscoaching stehen für diesen Zugang zahlreiche Methoden zur Verfügung, die aus dem Wissen über individuelle und organisationale Veränderungsprozesse abgeleitet sind.

Den Pattern wird in Anlehnung an von Foerster (1993 b) die „Matrix" der Gesundheitsgestaltung zugeordnet. Durch die Matrix werden die Strukturen der Gesunderhaltung mit den individuellen Sinnbeschreibungen, den Lebensausrichtungen, den biografischen Konsistenzen und den sozialen Beziehungen verbunden. Matrix umschreibt hier den Ansatz, Gesundheit in alle wichtigen Lebensprozesse einzubetten. Die Nachhaltigkeit des Erfolges der individuellen Gesundheitsorientierung hängt wesentlich davon ab, ob die Einbettung in das soziale Umfeld (Familie, Partnerschaft, Freundeskreis, Kollegenkreis etc.) gelingt und ob z. B. die wichtigsten Menschen frühzeitig in den Veränderungsprozess einbezogen werden. Es reist sich besser gemeinsam. Dadurch erhöhen sich Zufriedenheit und Verbindlichkeit gleichermaßen, z. B. durch Feedback und Nachfragen, durch gemeinsame Aktivitäten bei Bewegung, Ernährung oder Erholung, durch die gemeinsame Auseinandersetzung mit den Lebensperspektiven. In den alltäglichen Abläufen lässt sich das Einspielen neuer Gewohnheiten flüssiger umsetzen.

> „Du musst doch ein Bett haben oder einen Kontext, in dem diese verschiedenen Ideen ein *Pattern* sein können, sich dann entwickeln und zu einem Kristall werden. Also ich gebe als einen komplementären Gedanken zu Batesons *the pattern which connect: the matrix which embeds ...*" (von Foerster 2002, S. 314; Hervorh. im Orig.).

Von Foerster gefiel die Idee, das patriarchale Prinzip der Pattern *(pater)* durch ein matriarchales Prinzip, eben die Matrix *(mater*, Matrize), zu ergänzen. Dieser Aspekt war in Batesons „patterns" schon angelegt: Die Strukturen und Muster (Pattern) brauchen und erzeugen einen Kontext, um Bedeutung zu bekommen. Die Matrix von Gesundheit bindet ein und erzeugt dadurch Bedeutung. Sie ist letztlich Anlass und Motor für den Tanz der verschiedenen Anteile der gesundheitsorientierten Entwicklung, die sich in der Ausrichtung auf die bedeutsamen Beziehungen, die emotionalen Sicherheiten, die sinnhaften Zusammenhänge und die spirituellen Orientierungen ordnen. Das Gewahrwerden und Sich-bewusst-Sein dieser in der Matrix aufscheinenden tieferen Dimensionen von Gesundheit gehört zu den zentralen Zugängen im Gesundheitscoaching. Ohne diese Ansätze bliebe eine Gesundheitsorientierung oft von oberflächlicher Kurzlebigkeit. Deswegen scheinen diese tieferen Dimensionen in vielen Zugängen und Methoden im Gesundheitscoaching auf: in der Beschreibung von Sinnhaftigkeit und Lebensbalancen, der „inneren Weisheit", der Haltung der Achtsamkeit und in der ästhetischen Wahrnehmung von Gesundheit.

Das Zusammenspiel der sich komplementär ergänzenden Patterns und Matrices charakterisiert einen grundsätzlichen Zugang zur Gesundheit. Es bildet einen Grundriss des Gesundheitscoachings, der allerdings auf jeden einzelnen Kunden zugeschnitten wird. Diese Grundlagen werden in den Abschnitten 4.2 und 4.3 weiter ausgeführt.

Das Verständnis von Gesundheit als Prozess der Veränderung, als Ausbalancieren von Fließgleichgewichten und als Entfaltung von (Er-)Lebensräumen wird im Folgenden ergänzt durch die Modelle der Salutogenese und der Lebensbalancen. Beide Modelle erlauben eine inhaltliche Differenzierung des Zusammenspiels von Pattern und Matrix. Später werden die Haltungen dargestellt, die das Gesundheitscoaching prägen (z. B. systemische Haltungen oder Achtsamkeit). Sie erzeugen die Konsistenz der verschiedenen Zugänge zur Gestaltung von Gesundheit.

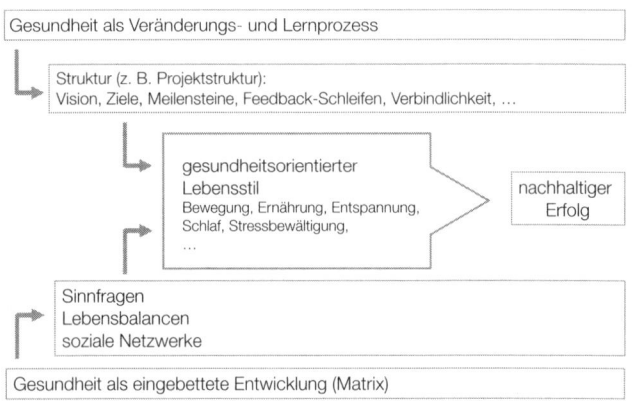

Abb. 2: Die Architektur von Gesundheitscoaching

2.3 Salutogenese

Antonovsky (vgl. 1997) ging den Fragen nach, wie Gesundheit entsteht und wie Menschen gesund bleiben (Salutogenese). Diese inzwischen sehr populäre Blickrichtung legt wichtige Aspekte der individuellen Gesunderhaltung frei und gibt zudem – über den Rahmen der Gesunderhaltung des einzelnen Menschen hinaus – sehr konkrete Hinweise für die gesundheitsorientierte Gestaltung von Arbeitsprozessen und für die Eckpunkte eines gesundheitsorientierten Führungsstils.

Das Modell der Salutogenese bündelt mehrere Grundideen: Menschen und ihre Gesundheit werden aus ihrer gesamten Geschichte verstanden. Krankheitsentstehung ist nicht nur eine Frage der „Auslösung" einer Krankheit (Pathogenese), sondern ist verbunden mit den Bewältigungsmöglichkeiten des Menschen. Stressoren werden nicht als etwas „Unanständiges" (ebd., S. 30) verstanden. Sie müssen und können nicht vermieden werden, sondern sind als allgegenwärtige Herausforderungen zu werten. Über die gesundheitlichen Auswirkungen entscheiden die mehr oder weniger erfolgreiche Bewältigung und die anschließende Auflösung von Anspannungen. Stressoren können also sowohl pathogen als auch salutogen wirken.

Zentral in dem Modell ist das Gefühl von Kohärenz, von Stimmigkeit *(sense of coherence)*, das Menschen ihrem eigenen Leben gegenüber empfinden bzw. das sie für ihr eigenes Leben erzeugen können. Menschen bleiben eher auf der Seite größerer Gesundheit, wenn sie ihr Leben in den wesentlichen Bezügen als „stimmig" erleben.

Um eine Stimmigkeit des eigenen Lebens zu erfahren, werden drei Faktoren als bedeutsam erachtet (ebd., S. 34 ff.):

1. Die Verstehbarkeit, Vorhersehbarkeit, Durchschaubarkeit *(comprehensibility)*: Herausforderungen der eigenen Umwelt werden als verständlich und durchschaubar erlebt. Interne (körperliche, psychische) und externe Stimuli werden als geordnet, konsistent, strukturiert, klar wahrgenommen und nicht als „Rauschen" (zufällig, willkürlich, unerklärlich).

2. Die Handhabbarkeit *(manageability)*: Es ist erlebbar, dass den Herausforderungen passende Ressourcen zur Bewältigung gegenüberstehen, die man selbst unter Kontrolle hat oder die von anderen kontrolliert werden, denen man vertraut. Das Erleben eines hohen Maßes an Handhabbarkeit verhindert, sich rasch als Opfer der Ereignisse zu erleben.

3. Die Sinnhaftigkeit, Bedeutsamkeit *(meaningfulness)* gilt als grundlegendes Motivationselement: Die Auseinandersetzung mit Herausforderungen wird als lohnenswert erlebt, die Herausforderungen sind in einen tragfähigen, sinnstif-

tenden Kontext eingebunden und werden als sinnvoll erlebt; es lohnt, sich zu engagieren. Auch schwierige Herausforderungen werden angenommen, ihnen wird eine Bedeutung beigemessen, und es wird versucht, „sie mit Würde zu überwinden" (ebd., S. 36). Bei diesem Aspekt bezieht sich Antonovsky auch auf V. Frankl (1979).

Teil des Konzepts der Kohärenz ist, dass diese Faktoren in enger Wechselwirkung stehen.

Aus den Grundüberlegungen der Salutogenese sind zusätzliche Thesen abgeleitet worden:

- Je stärker das Empfinden von Stimmigkeit einer Person ist, desto erfolgreicher wird sie die unausweichlichen, kontinuierlichen und der menschlichen Existenz innewohnenden Stressoren bewältigen können.
- Die Geschichte eines Menschen beinhaltet nicht nur die An- und Abwesenheit von Risikofaktoren, sondern vor allem die von „heilsamen Ressourcen" *(salutary ressources)*.
- Die Gestaltung von Gesundheit prägt das ganze Leben, da die gesund erhaltenden Faktoren gegen Verschleiß und Verlust („negative Entropie") aktiviert bleiben müssen.

Das Konzept der Salutogenese hat sich als eine der wichtigen Grundlagen im Gesundheitscoaching bewährt. Am Beginn eines Coachingprozesses kann entsprechend den drei Faktoren der Stimmigkeit eine erste Übersicht über die salutogenen Kompetenzen, Erfahrungen und heilsamen Ressourcen eines Kunden erstellt werden. Dabei zeichnen sich auch erste konkrete Handlungsfelder für den anstehenden Prozess einer gesundheitsorientierten Lebensgestaltung ab. Es wird deutlich, welche Beschreibungen den Sinn des beruflichen und privaten Engagements prägen, aus welchen Quellen sich die Sinnbeschreibungen speisen und welche Lebensausrichtungen gegebenenfalls nicht mehr „trittfest" sind.

Mit dem Faktor der Sinnhaftigkeit richtet sich das salutogenetische Modell auf die Achillesferse jeder nachhaltigen Gesundheitsorientierung – sie selbst muss einen tragfähigen Sinn bekommen. Das Empfinden von Stimmigkeit ist dann das Leitradar für alle gesundheitsorientierten Prozesse, die Kunst der Achtsamkeit stellt den Kontakt zu dem Leitradar her.

2.4 Lebensbalancen

Das Modell folgt der sehr eingängigen und plausiblen Metapher des Balancierens. Ein balanciertes Gleichgewicht ist natürlich immer instabil und muss sich den ständig verändernden Bedingungen der Umgebung anpassen. Störungen des Gleichgewichts sind wesentliche Entwicklungsanreize, die Menschen zu neuen Varianten ihrer Gleichgewichtsartistik herausfordern.

Das Modell der Lebensbalancen ist eng verbunden mit dem Modell der Lebensphasen, die Menschen in ihrem Lebensprozess durchlaufen. Jede Lebensphase hat andere, typische Herausforderungen, setzt andere Impulse und benötigt natürlich andere Balancen. Menschen geben sich in ihren unterschiedlichen Lebensphasen für die zahlreichen Facetten ihres Lebens immer wieder neue Antworten und verändern ihre Balancen. Dabei geht es nicht nur um die Balancen zwischen Familie und Arbeit, sondern weit darüber hinaus auch um die Balancen von Aktivität und Erholung, von sozialen Kontakten und Alleinsein, um die Balance von Neuem und Altem, von Herausforderungen und vom Genuss des Erreichten, von Irdischem und Himmlischem.

Das Modell der Lebensbalancen wertet das Gleichgewicht (als Fließgleichgewicht = Homöostase) und das Ungleichgewicht (Heterostase) als zwei Seiten eines andauernden, bereichernden Spiels. Erst aus dem Wechselspiel von beiden wird ein lebendiger Prozess mit Anreizen für Entwicklungen hier und Erholungs- und Konsolidierungsphasen dort.

Die Metafähigkeit der Lebensbalance beschreibt die individuellen Ressourcen, die es erlauben, ein gutes Maß zwischen Gleichgewicht und Ungleichgewicht passend zu jeder Lebensphase immer wieder neu einzuschwingen.

Trotz vieler populärer Verkaufsstrategien dieses Modells (Work-Life-Balance) sind sehr fundierte Impulse für Fragen der Lebens- und Arbeitsgestaltung und der Gesunderhaltung abgeleitet worden (vgl. Fritz 2003; Kastner 2004).

Das Modell der Lebensbalancen wird in der Coachingarbeit für den Blick auf die vielfältigen Aspekte von Balancen gebraucht. Mit Visualisierungen und räumlichen Darstellungen lassen sich die Balancen des Kunden ausloten. Es besteht eine enge Verbindung zu dem Modell der Salutogenese:

- über den Faktor der Sinnhaftigkeit mit den Fragen nach den übergeordneten Lebensentwürfen als „Referenzpunkte" für die Balancen und
- über den Faktor der Handhabbarkeit mit der Erkundung der Ressourcen zur Herstellung von Balancen.

Das Modell der Balancen ist zudem eine der Grundlagen zum Verständnis von Stressbewältigung (s. u.).

3. Haltungen im Gesundheitscoaching

Unter „Haltungen" im Gesundheitscoaching werden hier solche Aspekte zusammengefasst, die sich wie ein roter Faden durch die Gespräche mit den Kunden, durch Interventionen, Anregungen, „Aufgaben" und Prozesse ziehen. Haltungen sind den einzelnen Methoden, die zum Einsatz kommen, übergeordnet. Sie resultieren aus dem Gesamt der Werte, Überzeugungen, Erfahrungen und aus den theoretischen Grundlagen. Methoden lassen sich dadurch unterscheiden, dass sie mehr oder weniger gut zu den Haltungen passen. Grundsätzlich ist jeder individuelle Ansatz der Gesunderhaltung, der andere nicht schädigt, wertzuschätzen – aus welcher Haltung auch immer er abgeleitet ist. Die in einem professionellen Kontext angebotenen Methoden benötigen reflektierte Haltungen und zusätzliche Begründungen, damit sie nicht beliebig und willkürlich erscheinen und sich an ihren eigenen Referenzsystemen messen lassen.

Die Haltungen im Gesundheitscoaching speisen sich insbesondere aus folgenden Quellen:

- Gesundheitscoaching folgt systemischen Grundannahmen über lebende Systeme.
- Eine grundlegende Überzeugung ist, dass die Lösungen in dem jeweiligen System verfügbar sind und dass durch das Gesundheitscoaching Zugänge zu der „inneren Weisheit" und zu den erfolgreichen Erfahrungen geöffnet werden.
- Der Zugang zu den inneren Ressourcen wird möglich durch die Haltung der Achtsamkeit des einzelnen Menschen im Hinblick auf seine Gesunderhaltung in all ihren Facetten.
- Gesundheit in dem umfassenden Verständnis richtet sich an den Sinnbeschreibungen des einzelnen Menschen bezüglich seines Lebens und seiner Entwicklungen aus. Diese Ausrichtung ist Teil der Gesundheit selbst.

- Freude, Glück, Erfüllung, Humor und das Empfinden von Leichtigkeit sind Kennzeichen guter Lösungen und Entwicklungen.

3.1 Systemische Grundannahmen

Verschiedene Aspekte aus der Fülle systemischer Grundannahmen sind für das Gesundheitscoaching von besonderer Bedeutung.

Nach Luhmann unterscheidet die Systemtheorie drei Systeme, die im Leben von Menschen in Interaktion miteinander treten: das biologische, das psychische und das soziale System. Diese Systeme sind durch unterschiedliche, autonome Prozesse charakterisiert, die durch ihre jeweilige Struktur determiniert sind. Sie verhalten sich – wegen ihrer jeweils eigenen „Sprache" – wie Umwelten zueinander, sind aber existentiell aufeinander angewiesen (Luhmann 1986, S. 77 ff.).

Die Unterscheidung der drei Systeme ist für Überlegungen zur Gesunderhaltung bedeutsam, weil jedes dieser Systeme einerseits eigene, autonome Formen der Gesunderhaltung aufweist, andererseits die Gesunderhaltung des einen Systems in Wechselwirkung mit den anderen Systemen tritt. Die Gesunderhaltung des biologischen Systems wird auf der Ebene von chemisch-physikalischen Prozessen gestaltet. Die psychischen Prozesse operieren auf der Ebene des Erlebens, der Kognitionen und Emotionen bis hin zu den Konstrukten der biografischen Modelle und Sinngebungen. Die sozialen Systeme werden über Kommunikation und Kommunikationsmuster gestaltet. Bei einer systematisch angelegten Gesunderhaltung treten diese Systeme miteinander in Beziehung: das psychische System entscheidet, bündelt die Aufmerksamkeit, erzeugt das Wollen, sorgt für einen sinnstiftenden Rahmen. Das biologische System lässt sich durch die konkreten Aktivitäten der Bewegung, Ernährung und Entspannung und durch die kognitiv-emotionale Rahmung zu den ihm eigenen Interaktionen anregen. Das soziale System wird durch die Kommunikation über die Aktivitäten der Gesunderhaltung, über Sinnfragen und Lebensausrichtungen, über die (Neu-)Erzählungen zur

Biografie etc. wiederum in eigene, seiner Struktur entsprechende „Schwingungen" versetzt. Die gesund erhaltenden Dynamiken regen sich gegenseitig zu Entwicklungen an, ohne dass allerdings das eine System das andere gezielt steuern könnte. Es werden lediglich Wahrscheinlichkeiten einer gezielten Bewegung in Richtung der Gesunderhaltung des einzelnen Menschen verändert. Das macht es in der Umsetzung der Gesundheitsorientierung gelegentlich schwer: Der Geist ist willig, aber das Fleisch ist schwach – oder umgekehrt. Wichtig ist es deshalb, in der Gestaltung von Gesundheit diese Systeme in Beziehung zueinander zu setzen. Viele der im Gesundheitscoaching entwickelten Strategien und Methoden folgen dieser Grundidee.

Menschliches Leben wird in den Kontext der vielen Mitgliedschaften in unterschiedlichen sozialen Systemen gestellt (Familie, Unternehmen, Kirchenchor …) – mit ihren jeweiligen Vernetzungen und Wechselwirkungen. Gesundheit geschieht nicht in einem monadischen Szenario. Soziale Netzwerke sind Teil des Prozesses der Gesunderhaltung (vgl. soziale Matrix). Sie erleichtern oder erschweren es, Aktivitäten der Gesunderhaltung verbindlich und nachhaltig umzusetzen. Erfüllende soziale Beziehungen mit immer neuen Balancen z. B. von Geben und Nehmen sind selbst wesentlicher Teil von Gesundheit. Entwicklungsanreize entstammen oft den gelingenden oder misslingenden Wechselspielen sozialer Systeme (z. B. Arbeitswelt vs. Familie).

Gesunderhaltung kann auf eine Dynamik vertrauen, die „Selbstorganisation" genannt wird. Lebende Systeme bilden in ihrem Zusammenleben Ordnungen, Strukturen und Muster aus. Damit die sich darin zeigenden Kräfte für die eigene Gesunderhaltung genutzt werden können, braucht es Kristallisationspunkte, um die herum sich neue, gesundheitsorientierte Ordnungen ausbilden können. Das bedeutet, dass die Gesundheit nicht von A bis Z durchgeplant und strukturiert werden muss (oder kann). Stattdessen wirkt der Schwung, der durch einzelne bedeutsame Veränderungen erzeugt wird, stimulierend auf die weitere Lebensentwicklung. Z. B. löst das Erleben, sich im eigenen Körper wieder wohl- und fit zu fühlen, viele unterschiedliche Energien, angenehme Gefühle und möglicherweise kreative Denkprozesse aus. Die damit verbundene Ausstrahlung optimiert die sozialen Beziehungen, gibt der Partnerschaft neue Attraktivität und löst so entsprechende Verhaltensweisen aus, die wiederum verstärkende Auswirkungen auf die eigenen gesundheitlichen Aktivitäten haben etc. Dadurch verändern sich dann selbst festgefahrene abendliche Ordnungen mit Chips vor dem Fernseher zu Gunsten lebendiger Abläufe und Gewohnheiten.

Allerdings braucht das sich neu organisierende System einen Entwicklungsimpuls, der auch emotional erlebbar macht, dass es nicht mehr so weitergeht wie bisher. Im günstigen Fall sind dies positive Erlebnisse, wie ein ergreifender Moment, eine Verliebtheit, die einen Aufbruch signalisieren. Häufiger sind es eher erschreckende Ereignisse und Krisen, die eine Grenze der Gesundheit markieren. Das sich selbst um den neuen Kristallisationspunkt „Gesunderhaltung" organisierende System braucht dann Rückmeldungen über seine Entwicklung, um den weiteren Prozess zu stimulieren und um der Entwicklung eine Orientierung zu geben. Die Rückmeldungen müssen als bedeutsam erlebbar sein; sie werden in einem Coachingprozess als „Meilensteine" gezielt verabredet.

Da die „inneren Modelle" der Welt in zirkulärer Wechselbeziehung mit Wahrnehmung und Handeln stehen, sind die Vorannahmen über Gesundheit von entscheidender Bedeutung. Diese konstruktivistischen Annahmen führen im Gesundheitscoaching zu einer hohen, wertschätzenden Sensibilität für die Bilder und Metaphern von Gesundheit, denen die Kunden folgen. Mit Anregungen für die Veränderungen der Bilder und Metaphern können gerade bei der Gesunderhaltung oft sehr weitgehende Entwicklungen auf der Wahrnehmungs- und Handlungsebene erreicht werden (vgl. Kapitel 4). Offenbar sind gerade bei dem Thema Gesundheit die „inneren Modelle" sehr stark auf einer vorbewussten Ebene verortet und von familiengeschichtlichen und anderen biografischen Einflüssen geprägt.

In der Praxis des Gesundheitscoachings wird die Verknüpfung der biologischen, psychischen und sozialen Systeme durch die

Gleichzeitigkeit hergestellt, mit der die Gesundheitsentwicklung auf allen Ebenen reflektiert und umgesetzt wird. In den Coachinggesprächen werden die Systeme fortlaufend miteinander in Beziehung gesetzt:

- Welche Auswirkungen haben Veränderungen in dem einen System auf die anderen, und welche Dynamiken entwickeln sich dadurch zusätzlich?
- Wie gelingt eine Bündelung der Energien aller Systeme für das angestrebte Ziel?

Die Selbstorganisationsdynamik wird durch die Zielbeschreibungen und -konkretisierungen und durch die Auswahl und Umsetzung von Feedbackschleifen (Meilensteinen) eingerahmt. Feedback ist möglich mit biologischen Parametern (Pulsmessung, Laborwerte etc.), durch Selbstwahrnehmungen oder gegebenenfalls Testverfahren für das psychische System (Veränderung von Stimmung, innerer Ausgeglichenheit, Stresserleben, Erfüllung etc.) und durch konkrete Rückmeldungen von bedeutsamen Beziehungspartnern über die Entwicklungen der beobachtbaren Dimensionen.

Die Umsetzung der systemischen Haltungen im Gesundheitscoaching kann insbesondere auf das bewährte Instrumentarium der systemischen Fragen zurückgreifen. Diese Sprachform der Kommunikation prägt das Gesundheitscoaching im Alltag sehr stark, da auf diesem Weg neben der „Verflüssigung" von Problembeschreibungen auch die sozialen Dimensionen, die Mehrdimensionalität durch Außenperspektiven, die Wechselwirkungen zwischen den oben beschriebenen Systemen und die hypothetische Entwicklung von Lösungsräumen sichtbar werden (vgl. z. B. Simon u. Rech-Simon 1999). Die Konzentrierung der Aufmerksamkeit folgt den Fragen, die sich Menschen stellen. Gesundheitsorientierte Entwicklungen werden durch Fragen stimuliert, die eine lösungsorientierte Aufmerksamkeit erzeugen.

3.2 Gute Erfahrungen und die „innere Weisheit"

Allen Lebewesen ist das Wissen eigen, wie sie in ihrem jeweiligen Kontext überleben können. Aus der Perspektive der Evolution dürften nur solche Arten überlebt haben, die dieses Wissen nutzten und weiterentwickelten und/oder sich in bestimmten Nischen einrichteten. Auch Menschen verfügen über ein tiefverankertes Wissen darüber, wie sie die wesentlichen Parameter von Gesundheit gestalten können: wie sie sich ernähren, wie und wie viel sie sich bewegen, wie sie Erholungszeiten und Schlaf gestalten müssen, wie viel Licht und Luft sie benötigen, mit wem sie sich näher einlassen und wen sie meiden etc. Menschen haben über diese Gesundheitsparameter hinaus eine Metaperspektive der intuitiven Gesunderhaltung: den Willen, etwas Sinnvolles zu gestalten. Eine wichtige Haltung im Gesundheitscoaching ist es, dieses geballte Wissen für die Entwicklung zu nutzen: Es ist eine bessere Grundlage für individuelle Entwicklung als jede Diät, jedes System von Zeitmanagement und jedes pulsgesteuerte Hightech-Fitnessgerät.

Die Haltung im Gesundheitscoaching ist geprägt von der Überzeugung, dass es – im klassischen Sinn – um die Aktivierung von Selbstheilungs- und Selbstregulationskräften geht, genauer: um präventiv wirksame Selbsterhaltungs- und Entwicklungskräfte. Der Weisheit des Körpers zu trauen setzt einerseits die Wahrnehmung für das voraus, was dem Organismus guttut. Andererseits erfordert dies auch das Ertragen von Ambivalenzen und Polyvalenzen, die sich z. B. in der Balance zwischen Genuss und Verzicht zeigen. In dem Selbstregulationskonzept von Stierlin und Grossarth-Maticek werden diese Kompetenzen als „individuelle Autonomie" zusammengefasst (1998, S. 43 ff.).

Eine effektive Möglichkeit des Zugangs zu der „inneren Weisheit" ist der Blick auf die gelungenen Erfahrungen der Gesundheitsorientierung (vgl. Appreciative Inquiry, S. 52). Menschen finden in ihren biografischen Erzählungen immer Zeiten höheren Wohlbefindens und besser gelingender Balancen der Lebensenergien. Es geht darum, diese biografischen Highlights zu erkunden und für die zukünftigen Gestaltungsmöglichkeiten zu erschließen.

Athleten imaginieren ihre gelungenen Wettkämpfe, ihre Sprünge, Läufe, Saltos etc., um zu Spitzenleistungen zu kommen. Gelingt dieses mentale Training, verbessern sie in Wettkämpfen ihre Chancen. Durch die Imagination gelungener Phasen gesundheitlicher Erfolge bekommt auch die individuelle und kollektive Gesunderhaltung eine besser fundierte Umsetzungsenergie.

3.3 Die Achtsamkeit

Wenn der Annahme gefolgt wird, dass alle Lösungen für die individuelle Gesunderhaltung in dem einzelnen Menschen selbst liegen, dann braucht es eine Haltung, die die Aufmerksamkeit für diese Ressourcen dauerhaft aufrechterhält. Die Kunst der Achtsamkeit ist dafür zu einem der bedeutsamen Zugänge geworden, weil sie die Entwicklung der gesundheitsorientierten Selbstregulationen mit den tiefen Ebenen der Selbstwahrnehmung verbindet. Sie gilt als eines der wichtigen Konzepte der Kognitions- und Gesundheitspsychologie. Achtsamkeit meint die Aufmerksamkeit, Konzentration und Wertschätzung, die sich den inneren körperlichen, seelischen und geistigen Prozessen und dem Nachspüren von Stimmigkeit widmet. Achtsamkeit ist die bewusste Wahrnehmung und das Genießen des Augenblicks als des einzigen Augenblicks, in dem wir wirklich leben (Kabat-Zinn 2001, S. 43 ff.). Sie wird in eher stillen, meditativ gestalteten Zeiten möglich und bündelt die unterschiedlichen Themen der eigenen Gesundheit.

„Achtsamkeit ist das Wunder, mit dessen Hilfe wir Herr unserer selbst werden und uns erneuern können [...]. Sie ist das Wunder, das auf einen Schlag unseren zerstreuten Geist zurückrufen kann und ihn wieder ganz werden lässt, so dass wir jede Minute unseres Lebens leben können. Achtsamkeit ist in diesem Sinne sowohl Mittel als auch Ziel, gleichzeitig Same und Frucht. Wenn wir Achtsamkeit üben, um Konzentration aufzubauen, dann ist die Achtsamkeit der Same. Achtsamkeit ist aber das Leben, das Lebendige im Gewahrsein. Wenn Achtsamkeit da ist, gibt es Leben. Somit ist Achtsamkeit auch die Frucht. Achtsamkeit erlöst uns von Vergesslichkeit und Zerstreuung und ermöglicht uns, jede Minute des Lebens ganz zu leben. Achtsamkeit schenkt uns Leben [...]. Der Atem ist die Brücke zwischen Leben und Bewusstsein. Und er vereinigt Körper und Gedanken. Immer, wenn Euer Geist zerstreut ist, sammelt ihn wieder mit Eurem Atem" (Thich Nhat Hanh 1995, S. 38).

Lütz (2007, S. 110 ff.) hat in ähnlicher Weise pointiert den Bogen geschlagen zwischen Muße, Lebenslust und Spiritualität:

„Die Zeit und das Leben ganz intensiv in der Einzigartigkeit jedes Moments spüren: Das ist Lebenslust in ihrer höchsten Form. Wer sich das vornimmt, begibt sich in ein Abenteuer, das sogar noch weiterreicht. Im Bewusstsein der Unwiederholbarkeit jedes Augenblicks kann ihm in der eindringlichen Zeit zweckfreier Muße plötzlich Ewigkeit zustoßen."

Die systematische Nutzung der Achtsamkeit als Basis für Heilungsprozesse und für die Bewältigung von Stress hat Kabat-Zinn beschrieben (vgl. Kapitel 5). Sein Ansatz nutzt die Aufmerksamkeit für die Atmung mit dem Ziel, die Achtsamkeit für die inneren physischen und psychischen Prozesse zu fördern und auszubauen. Man folgt diesem Weg durch entsprechende Übungen und unterstützt dies durch Zeiten meditativer Stille, die auf individuell passende Weise gestaltet werden kann. Diesen Weg nutzt man im Gesundheitscoaching, um eine wertschätzende und achtsame Einstellung zu sich selbst anzuregen. Diese Einstellung erzeugt eine gesammelte Haltung des einzelnen Menschen, die ihn letztlich auf die unterschiedlichsten Fragen seiner Gesundheit angemessene Antworten finden lässt.

Neben der Stressbewältigung ist die Entwicklung der „klassischen" Felder von Gesundheit auf dem Weg der Achtsamkeit besonders effektiv zu fördern: Die Fähigkeiten der Selbstwahrnehmung und der Selbstregulation können für das individuelle Navigieren und die exakte Balance bei der gesundheitsorientierten Ernährung und bei der Dosierung der Ausdauerbewegung eingesetzt werden. Die Übungen zur Fokussierung der Aufmerksamkeit auf die Atmung sind hervorragende Methoden der Entspannung. Achtsamkeit ist eine „Breitbandmaßnahme", die allen anderen gesundheitsorientierten Aktivitäten eine hervorragende Basis verschafft.

3.4 Der Wille zum Sinn

Die Tragfähigkeit eines gesundheitsorientierten Lebensstils sowie die Energie und die Disziplin, ihn umzusetzen, basieren auf dem, was man als „Motivation" beschreiben könnte. Seitdem deutlich geworden ist, dass sich hinter der vieldiskutierten Frage nach der Motivation letztlich immer die Frage nach dem Sinn findet, kann im Gesundheitscoaching ohne Umschweife direkt auf das eigentliche Thema zugegangen werden. In dem Modell der Salutogenese wird der Sinnhaftigkeit ein zentraler Stellenwert für die Gesunderhaltung bei der Bewältigung der Herausforderungen des Lebens gegeben. Antworten auf die Frage der Sinnhaftigkeit des eigenen Tuns geben zu können wird als Teil der Möglichkeiten beschrieben, Gesundheit wahrscheinlicher zu machen. Den Sinn beschreibt immer der einzelne Mensch in Bezug auf sein Leben, seine Werte, seine Lebensentwürfe. Er erzeugt damit das, was oben als Referenzsystem für die Orientierung im Gesundheitsfeld vorgestellt wurde. Die Sinnbeschreibungen erweisen sich in den unterschiedlichen Lebensbereichen und Lebensphasen dann als mehr oder weniger tragfähig (Familie, Beruf, soziales Engagement etc.).

Sinn wird durch Geschichten erzeugt, die Menschen sich und anderen über sich selbst erzählen. Man nennt sie Biografie. Das sich selbst und anderen erzählte Leben hat viele Funktionen: Es verknüpft die Einzelheiten des Lebens zu einem schlüssigen Ganzen, es erklärt und bewertet sie, und es erlaubt Prognosen als innere Hochrechnungsszenarien, die Voraussetzung für zielgerichtetes Handeln sind.

> „Die meisten wahrhaft wichtigen Geschichten handeln nicht von Dingen, die wirklich passiert sind – sie sind in der Gegenwart wahr, nicht in der Vergangenheit" (Bateson u. Bateson 1993, S. 54).

Biografien erhalten ihre Bedeutung in der Gegenwart als Grundlage für das Handeln in der Zukunft: Ein gesundheitsorientierter Lebensstil braucht eine tragfähige Einbindung in die biografischen

Bogen, in das erzählte Leben – von der Vergangenheit bis in die Zukunft.

Das Grundbedürfnis der Sinnerzeugung und die dadurch mögliche Bündelung von Lebensenergien ist auch von Frankl (1979, S. 154) als eine der wesentlichen Quellen für Gesundheit sehr drastisch beschrieben worden:

> „Einstein hat einmal gemeint, wer sein eigenes Leben als sinnlos empfinde, der sei nicht nur unglücklich, sondern auch kaum lebensfähig. Tatsächlich kommt dem Willen zum Sinn etwas zu, das die amerikanische Psychologie als ‚survival value‘ bezeichnet. Es war nicht zuletzt die Lektion, die ich aus Auschwitz und Dachau mit nach Hause nehmen konnte: dass diejenigen noch am ehesten fähig waren, sogar noch solche Grenzsituationen zu überleben – diejenigen, sage ich, die ausgerichtet waren auf die Zukunft, auf eine Aufgabe, die auf sie wartete, auf einen Sinn, den sie erfüllen wollten."

Seine Grundüberzeugung ist, dass es keine Lebenssituation gibt, die von sich aus wirklich sinnlos wäre. Es ist die Frage der „Haltung und Einstellung", die Menschen es ermöglicht, einen Sinn wahrzunehmen:

> „Jeder Tag, jede Stunde wartet also mit einem neuen Sinn auf, und auf jeden Menschen wartet ein anderer Sinn. So gibt es einen Sinn für jeden, und für jeden gibt es einen besonderen Sinn" (ebd., S. 157).

Frankl geht von einem Willen zum Sinn aus, der ein wesentlicher (Über-)Lebenswert ist und den er einer Höhenpsychologie zuordnet, im Unterschied zur Tiefenpsychologie. „Sinn kann nicht gegeben werden, Sinn muss gefunden werden [...]. Sinn muss gefunden, kann aber nicht erzeugt werden" (ebd., S. 145) ist eine seiner Botschaften. Sinn bedarf einer besonderen Sinnwahrnehmung, bei der es sich „um die Entdeckung einer Sinnmöglichkeit vor dem Hintergrund der Wirklichkeit" (ebd., S. 155) handelt.

> „Nein, die Welt ist kein Manuskript, das wir zu entziffern haben (und nicht entziffern können) – die Welt ist vielmehr ein Protokoll, das wir zu diktieren haben" (ebd., S. 30).

In dieser sinnorientierten Haltung im Gesundheitscoaching verdichtet sich z. B. die Aufmerksamkeit für:

- die bewussten oder vorbewussten Lebensentwürfe, die Lebensaufgaben, die transzendenten, spirituellen Perspektiven
- die bewussten oder vorbewussten Annahmen über die biologische Zukunft („Wie alt werde ich, und wie werde ich alt?")
- die familienbiografischen Perspektiven werteorientierten Empfindens
- die Balancen von Geben und Nehmen in dem sinnbezogenen Ausgleich im nahen Beziehungsumfeld
- die Grundannahmen des einzelnen Menschen über seine Möglichkeiten und Grenzen, Sinn für das Leben zu beschreiben.

Die Sinnfrage schwingt immer dann mit, wenn ein „Wozu?" der eigenen Gesundheitsorientierung beantwortet werden muss. Die übergeordnete Frage ist: „Auf welches Ziel hin, für wen, für welche Lebensaufgabe ergibt es einen Sinn, in meine eigene Gesunderhaltung zu investieren?"

Eine tragfähige Antwort, wie explizit sie auch immer formuliert wird, ist Voraussetzung für die Antwort auf das „Wie?" und damit für eine dauerhafte Entwicklung eines entsprechenden Lebensstils.

Das Erzählen von Geschichten zur eigenen Gesunderhaltung hilft, das Engagement an dem auszurichten, was als wesentlich erkannt wurde. Dadurch spiegeln sich die gesundheitsorientierten Aktivitäten vor dem biografischen Hintergrund: „Wozu ist es sinnvoll, dass ich genau das jetzt durchführe und durchhalte?"

Die Vertiefung der Arbeit mit der Sinnfrage ist über die salutogenetischen Fragen und über die Arbeit mit den Lebensbalancen möglich.

Es ist gemeinsam mit dem Kunden zu entscheiden, bis zu welcher Tiefe diese Themen im Rahmen einer Beratung Platz haben sollen, die besonders dem beruflichen Teil des Lebens gilt (= Coaching). Die Praxis zeigt, dass es mehr die Frage der Form ist, mit der die Thematik bearbeitet wird: Sie braucht einen klaren Bezug zu dem Anliegen und dem Kontrakt, und sie braucht ein für den Kunden durchschaubares methodisches Format. Dies kann dadurch hergestellt werden, dass der Abschnitt explizit benannt wird:

„Wir bewegen uns jetzt auf der Ebene Ihrer grundlegenden Lebensorientierungen, man könnte sagen, in Ihrem Betriebssystem und nicht in der Software. Das ist jetzt wichtig, weil Sie Entscheidungen treffen müssen, die mit dem Betriebssystem unmittelbar zu tun haben, die – um im Bild zu bleiben – nicht nur auf der Ebene eines Updates Ihrer Software getroffen werden können. Dazu möchte ich Ihnen einige anregende Fragen stellen … Sie bitten, aufzuschreiben, zu zeichnen, darzustellen … Ist dieser Schritt für Sie in diesem Rahmen in Ordnung?"

Die Ebene der Sinnbeschreibungen ist vom Coach im Gesundheitscoaching immer dann aktiv zu thematisieren, wenn aus dem Prozess einschneidende Entscheidungen folgen, z. B. bezüglich einer Berentung bei risikoreicher Erkrankung oder bei der Herausforderung einer eventuellen grundlegenden beruflichen Neuorientierung infolge deutlich stockender Entwicklungsprozesse u. Ä. Wenn der notwendige Umfang der Arbeit auf der Ebene der Sinnfrage den kontraktierten Rahmen deutlich sprengt, sind andere Beratungsformen (philosophische, spirituelle, psychotherapeutische Beratung) ins Gespräch zu bringen.

Der Wille zum Sinn und die Achtsamkeit gehören neben den Lebensbalancen und der sozialen Dimension zu dem, was ich oben als Matrix der Gesunderhaltung beschrieben habe. Die Matrix erzeugt den bedeutunggebenden Rahmen für die Einbettung aller Einzelaktivitäten und für die strukturierte Umsetzung.

Der Aspekt der Sinnhaftigkeit ist auch für die Gestaltung von Arbeitsprozessen in Unternehmen eine wichtige Leitidee. Der über Kommunikation erzeugte gemeinsame Sinn ist konstituierend für ein soziales System, er ist hoch wirksam in Bezug auf das Gefühl der Zugehörigkeit; das Empfinden von Zugehörigkeit wiederum ist die Basis für Engagement („Wer sind wir, und für wen engagiere ich mich eigentlich?"). Arbeitsprozesse können in diesem Rahmen als stimmig erlebt und die Herausforderungen und Belastungen einem plausiblen Sinn zugeordnet werden. Die Bewertung z. B. von Stressoren geschieht in Bezug auf diesen kommunikativ erzeugten Sinn. Stressoren können dann auch als Anreiz für ein lohnendes Engagement verstanden werden und salutogen wirken. Wenn die kommunikative Erzeugung von Sinn sowohl das Engagement als auch die Gesundheit von Mitarbeitenden fördert, verweist dieser Zusammenhang auch auf eine der zentralen Führungsaufgaben (gemeint ist der „gesundheitsorientierte Führungsstil"). Durch sinnstiftende Rahmungen wird es für Mitarbeitende leichter, ihren individuellen Teil der Sinnbeschreibung mit der beruflichen Tätigkeit abzugleichen.

3.5 Freude, Glück, Erfüllung, Humor

Es ist heute unstrittig, dass Glück, Freude, Humor, Zuversicht, Dankbarkeit etc. positiv mit Gesundheit verbunden sind, teilweise mit dramatischen Auswirkungen auf Krankheitsbewältigung und Überlebensraten (vgl. Wallis 2005, p. 39; Lemonick 2005, p. 46; Nuber 2002, S. 25). Die Beforschung des Glücks muss allerdings noch den Vorsprung der Forschung über Unglück (Depression, Traumatisierung) aufholen. Die methodischen Konzepte dafür erscheinen teilweise noch wenig elaboriert, und die Kompetenzen von Clowns oder indischen Lachschulen schlummern – zu Recht oder Unrecht – noch im Reservat der Exotik.

Im Gesundheitscoaching wird dieser Themenkomplex als Haltung gezielt einbezogen. Das Erleben von Glück und Zufriedenheit wird durch eine gelassene, auf die Bewältigung der Herausforderungen ausgerichtete Lebenseinstellung gefördert. Positiv bewertete Gefühle und damit verbundene stimmige Ausstrahlungen machen Menschen für ihre soziale Umwelt attraktiv, fördern also die sozialen Vernetzungen und Unterstützungen. Sie scheinen zudem direkte biologische Verknüpfungen mit körperlichen Vorgängen, insbesondere mit dem Immunsystem, zu haben, so dass Freude auch evolutionsbiologisch einen Sinn ergibt.

Initiativen zur Gesunderhaltung werden also durch lebensbejahende, lust- und freudvolle Aspekte deutlich stimuliert. Glück und Freude sind sicher nur begrenzt trainierbare Erlebensqualitäten. Trotzdem legen diese Zusammenhänge für das Gesundheitscoaching nahe, dem Kunden Zugänge zur Erweiterung oder zum Aufbau positiv bewerteter Gefühle und Erlebnisqualitäten zu öffnen. Dies ist schon deshalb bedeutsam, weil Gesundheitsaktivitäten sich auf Dauer kaum fest etablieren dürften, die nicht auch Freude und Lust empfinden lassen und positiv bewertet werden. Oft ist es zunächst der Wechsel der Perspektive auf die Handlungsmöglichkeiten (statt auf die Handlungsgrenzen), die zu Veränderungen der Erlebnisqualitäten beitragen können (vgl. Stierlin u. Grossarth-Maticek 1998; aber auch z. B. Dalai Lama u. Cuttler 2004).

Einige Arbeitsprozesse eignen sich zudem besonders dazu, diese Haltung zu fördern, ohne dass sie durch das Aufblasen rosaroter Wolken trivialisiert würde:

- die individuelle Beschreibung von Sinnhaftigkeit und von tragfähigen Lebenszielen im Sinne Frankls (1979);
- die Entwicklung eines Erlebens von Stimmigkeit im Sinne Antonovskys (1997);
- der Abgleich von Lebensbalancen;
- die Schulung der Achtsamkeit, die die Ebene der Wahrnehmung intensiviert und damit eine Konzentration auf das Genießen des unwiederbringlichen Augenblicks und auf die „kleinen Freuden" ermöglicht;
- die Entwicklung von Dankbarkeit für das geschenkte Leben, die nicht als Trick, sondern als Grundhaltung erlebt wird;
- die Entwicklung von Demut, die durch das Annehmen des Gegebenen die Gestaltungsfelder öffnet;
- der Einsatz von Humor, der den Wechsel in die Metaperspektive ermöglicht, der mit Flexibilität und Kreativität verbunden ist und über das Lachen auch noch direkte psychophysisch stärkende Wirkungen hat (wie bekommt man auf so gute Weise sonst so viel?);

- die gezielte Öffnung von Genussfähigkeit als eine die Sinne und Sinnlichkeit aufspannende Kompetenz, die dazu befähigt, die Welt zu erleben, die Wahrnehmungen zu öffnen – und auch die beruflichen Herausforderungen, die Erfolge aufmerksam und entspannt in das bewusste Erleben eindringen zu lassen.

Sexualität hat in diesem Zusammenhang einen besonderen Stellenwert. Durch die gesundheitsorientierten Aktivitäten, wie die Verbesserung von Stimmigkeit und Beziehungsbalancen, und durch die Optimierung des körperlichen Wohlbefindens durch regelmäßige Bewegung und angemessene Ernährung rücken Erotik und sexuelle Lust oft wieder deutlicher in den Erlebensrahmen. Dies ist eine der wichtigen Gratifikationen, die einer Verstetigung des Gesundheitsprozesses dienen. Angemessene Fragen des Coachs beziehen auch diese Erlebensqualitäten in die Gesundheitsentwicklung ein.

4. Prozessgestaltung im Gesundheitscoaching

In dem folgenden Kapitel geht es darum, den Prozess des Gesundheitscoachings vor dem Hintergrund der bisherigen Ableitungen zu beschreiben. Dazu werden die Zugänge beschrieben, die für die Gestaltung eine besondere Bedeutung bekommen haben. Der Prozess des Gesundheitscoachings wird von den allgemeinen Abläufen und Prinzipien bis zu dem Umgang mit spezifischen Fragestellungen aufgezeigt.

Die Beschreibungen orientieren sich an der Gestaltung des Coachings im 1:1-Setting. Die vorgestellten Prinzipien des Vorgehens und der Einsatz der Methoden lassen sich auf Gruppencoaching und Seminararbeit übertragen. Im Gruppensetting sind die Grenzen für die Tiefe und Breite der persönlichen Veröffentlichungen enger. Dies gilt insbesondere bei Inhouse-Veranstaltungen, wenn die Beteiligten sich aus ihren Arbeitszusammenhängen kennen und anschließend wieder miteinander arbeiten werden.

Es empfiehlt sich, bei der Zusammenstellung von Gruppen bei Inhouse-Seminaren die möglichen Szenarien vorher gemeinsam mit der Verantwortlichen durchzuspielen und zu berücksichtigen, also z. B. keine direkten hierarchischen Zuordnungen in der Gruppe abzubilden und die Gruppen eher klein zu halten. Es ist dann eine Frage der Ziele und Verabredungen und der bislang gepflegten Unternehmenskultur, wie weit oder eng der Rahmen gesteckt sein muss. Die Erfahrung zeigt, dass eine klare Seminarstruktur, ein plausibler „roter Faden", eine hohe Transparenz der eingesetzten Methoden und eine gemeinsame Ergebnissicherung gute Bedingungen für einen offenen Umgang mit Gesundheitsthemen bilden.

4.1 Das Einzelcoaching

Das Gesundheitscoaching strebt an, durch die systematische Beschäftigung mit der Frage der Gesunderhaltung konkrete Verhaltensänderungen des Kunden für eine Optimierung seiner Gesundheitsorientierung anzustoßen. Dazu müssen – wie gezeigt – sowohl die „klassischen" Themenfelder (Bewegung, Ernährung, Entspannung, Schlaf, Stressbewältigung) berücksichtigt werden als auch die Themen der Lebensbalancen, der sinnhaften Ausrichtung der Lebens- und Karriereprozesse und der Einbindung in die relevanten sozialen Bezüge. Gesundheitscoaching bringt diese Themenfelder in einen abgewogenen Prozess, der die Wahrscheinlichkeit nachhaltiger Entwicklungen erhöht. Die Kunden erarbeiten sich eine fundierte (Neu-)Bestimmung ihrer gesundheitsorientierten Ausrichtung von Arbeit und Leben und starten die konkreten Umsetzungen. Es kann als Regel gelten: Je besser die Verknüpfung konkreter Maßnahmen (Joggen, Yoga, Ernährungsumstellung etc.) mit den übrigen Lebensbalancen und Sinnfragen gelingt, umso höher ist die Chance für eine nachhaltige Veränderung des Lebensstils.

Der Prozess beginnt mit der Klärung des konkreten Anliegens des Kunden. Anlass ist oft, dass es zu mehr oder weniger dramatischen Hinweisen von Körper und Seele auf eine fällige Beschäftigung mit dem Thema „Gesundheit" gekommen war. Häufig muss ein Coachingprozess, der anderen Themenschwerpunkten gewidmet ist, entsprechend erweitert werden (wir hatten uns seinerzeit ausführlich mit der Entwicklung von Zielbestimmungen im Coaching beschäftigt: Billmeier et al. 2005). Am Beginn des Prozesses stehen auch im Gesundheitscoaching die Zielkonkretisierung und eine Vereinbarung dessen, was mit dem Prozess wie erreicht werden soll.

Die konkrete Gestaltung eines Gesundheitscoachings hat im Vergleich zu üblichen Coachingprozessen einige Besonderheiten zu berücksichtigen. Sie ergeben sich daraus, dass die fachliche Expertise des Coachs auf Grund der vielfältigen Thematik oft an Grenzen kommt. Es müssen andere Fachleute einbezogen werden, wie z. B. Spezialisten für körperliche Bewegung, Trainer für Entspannungsverfahren, Ernährungsberater, Ärzte für Checks der körperlichen Fitness o. Ä. Der vergleichsweise hohe Anteil an konkreten Informationen, die der Kunde zur Gestaltung seiner Gesundheit benötigt, ist ebenfalls kennzeichnend für das Gesundheitscoaching. Der Coach kann bei entsprechender Expertise das Wissen selbst vermitteln. Er bleibt allerdings auch dann, wenn er dafür Fachleute einbezieht, als vertrauter Gesprächspartner in seiner professionellen Beziehung zum Kunden. Er dient als Lotse und integriert die Themenfelder in den Gesamtprozess.

Ein anderes Charakteristikum von Gesundheitscoaching ergibt sich daraus, dass bei Themen der Gesunderhaltung das Augenmerk verstärkt auf Verbindlichkeit und Nachhaltigkeit zu richten ist. Viele Kunden haben – wie die meisten Menschen – schon zahlreiche Anläufe für eine der vielen Varianten eines gesundheitsorientierten Lebensstils hinter sich: mehr bewegen, weniger Alkohol, nicht rauchen … Viele Anläufe sind unter der Rubrik „gescheitert" abgelegt. Es besteht deshalb das Risiko, dass ein durch das Coaching entfachtes Entwicklungsstrohfeuer rasch erlischt, zu einer weiteren Erfahrung des Scheiterns führt und dann erst recht verbrannte Erde hinterlässt.

Der im Gesundheitscoaching eingeschlagene Weg soll insbesondere durch das oben beschriebene Zusammenspiel von Pattern und Matrix erfolgreich und nachhaltig werden – also durch das Zusammenspiel von Prozessen, Strukturen und Verbindlichkeiten mit den tieferen Dimensionen von Lebensausrichtungen und sozialen Beziehungen. Setting, Verabredungen und Methoden werden im Einzelcoaching so gewählt, dass beide Aspekte repräsentiert sind. Für jeden einzelnen Kunden wird eine angemessene Mischung aus Elementen der (Veränderungs-)Pattern und der Matrix erstellt (vgl. Abb. 2, S. 22). Die Auswahl erfolgt nach den Kriterien der Nützlichkeit für den Erfolg und die Nachhaltigkeit der gesundheitsorientierten Entwicklung, nach den thematischen Schwerpunkten und nach der Passung für die Mentalität des Kunden, stets im Rahmen der vertrauensvollen Beziehung zwischen Coach und Kunde.

4.2 Die soziale Matrix des gesundheitsorientierten Lebensstils

Menschen leben in Beziehungen, und die wesentlichen Lebensprozesse werden in Bezug auf wichtige Menschen gestaltet. Folgt man dem genannten Zugang des Gewahrwerdens der tieferen Dimensionen von Gesundheit, sind die wichtigen Menschen Teil der gesundheitsorientierten Entwicklung (wozu gesund?). Der Sinn der Gesundheitsorientierung wird mit ihnen verbunden: sich gesund zu erhalten für das Erleben von Kindern und Enkeln, für das gemeinsame Altern mit Partnern etc.

Die soziale Matrix wird allerdings auch auf einer ganz pragmatischen Ebene bedeutsam, z. B. bei der Ernährung, die sich in häuslicher Umgebung kaum allein umstellen lässt. Oder bei der Ausdauerbewegung, die durch die dafür benötigte Zeit in die Beziehungsräume eingepasst werden muss oder zu einer gemeinsamen Veranstaltung werden kann. Die Bedeutung der sozialen Matrix zeigt sich auch darin, dass die „soziale Unterstützung" als eine der wichtigen Säulen der Stressbewältigung gilt (s. dort).

Insgesamt verspricht eine vorausschauende Pflege von Beziehungen – über das erlebte Glück und die Verbundenheit hinaus – vielfältige Effekte auf Gesunderhaltung und Stressbewältigung. Oft werden auch umgekehrt durch den Prozess der Gesundheitsorientierung in Beziehungen neue Entwicklungen angestoßen.

In der Umsetzung im Gesundheitscoaching richtet sich der Blick regelhaft auf die soziale Matrix, um sie zu erkunden und daraus Impulse für Entwicklungsmöglichkeiten abzuleiten.

„Angenommen, die gesundheitsorientierte Ernährung, Bewegung, Entspannung, der Erhalt der psychophysischen Fitness, das Stimmigkeitsempfinden, die Stressbewältigung etc. sind in allen Lebensbereichen gut verankert:

- Wer aus den verschiedenen sozialen Systemen ist dann wie einbezogen?
- Welche Beziehungen geben den eigenen Entwicklungen eine besondere Bedeutung, einen Sinn?

- Welche Themen sind in welche Lebensbereiche mit einbezogen?
- Welche Entwicklungen werden welche Auswirkungen auf welche Beziehung haben? Welche Unterstützung ist von wem und wie zu erwarten? Wie sollen die sozialen Beziehungen für die Entwicklungen erschlossen werden?
- Welche Aktivitäten sind wie mit wem verbunden?
- Welche Ressourcen, welche Hindernisse (Personen, Themen, Leidenschaften ...) sind zu berücksichtigen?
- Welche sozialen Netzwerke, welche thematischen Kristallisationspunkte sind um die Gesundheitsorientierung herum (neu) entstanden?"

Die soziale Matrix wird mit dem Kunden mit unterschiedlichen methodischen Zugängen bearbeitet: Hier bieten sich weitere systemische Fragen sowie Darstellungen im Raum oder mit dem Aufstellungsbrett, z. B. „soziale Atome" und andere soziometrische Erkundungen (vgl. Lauterbach 2007), bildliche Darstellungen, Tonskulpturen u. v. a. m. an.

Als bedeutsam werden von Kunden gemeinsame Sitzungen mit wichtigen Bezugspersonen erlebt. Das sind meist Gespräche mit Partnerinnen und Partnern, gelegentlich auch mit Vorgesetzten oder Kollegen, es kann sich auch eine Erweiterung des Settings zu einer Teamsitzung ergeben. Welches Vorgehen gewählt wird, hängt außer von Nützlichkeitserwägungen in Bezug auf das Ziel des Kunden auch davon ab, ob die Kunden-Coach-Beziehung als entscheidende Rahmung für den Prozess ungestört bleibt. Dies erfordert klare Absprachen zwischen Coach und Kunde über die Erweiterung des Settings, die Wahrung vertraulicher Inhalte und die Begrenzung der Erweiterung des Settings i. d. R. auf eine Sitzung.

In diesem Rahmen hat sich die Einbeziehung von Teilen der sozialen Matrix sehr bewährt, weil dadurch gemeinsame Ausrichtungen sowie klare Absprachen und Verbindlichkeiten für den weiteren Prozess der Gesundheitsorientierung erleichtert werden.

Die sozialen Beziehungen im Arbeitskontext sind oft schwerer in eine gesundheitsorientierte Entwicklung einzubeziehen. Es bieten sich hier gelegentlich zusätzliche gemeinsame Entwicklungen von Teams an, z. B. mit Vereinbarungen über Pausenzeiten oder über terminfreie Zeiten, über die Ernährung bei Konferenzen, die gemeinsame Bewältigung von Spitzenbelastungen bis zu gemeinsamen Bewegungs- oder Sportaktivitäten. Teamentwicklungsprozesse, die das Thema der Gesunderhaltung einbeziehen, bekommen eine neue Qualität und lassen oft sehr tragfähige Arbeitsbeziehungen wachsen.

4.3 Zugänge zur Prozessgestaltung im Gesundheitscoaching

Bei der konkreten Ausgestaltung des Coachingprozesses sind viele Rückgriffe auf Strategien und Methoden des Changemanagements und des Projektmanagements möglich. Hier sind der Fantasie und weiteren Entwicklungen keine Grenzen gesetzt. Die Grundüberlegungen zu diesem Ansatz hatten mehrere Quellen:

- Wenn Gesundheit als Veränderungsprozess verstanden wird, braucht man besondere Strategien und Methoden, um diese Veränderung zu rahmen.
- Die Dynamiken von Veränderungen zeigen sich oft in Unschärfen der Ausrichtung, Ungeübtheiten, Verunsicherungen und in Tendenzen zur Wiederherstellung der gewohnten Ordnung. Die Arbeit mit diesen Dynamiken braucht eine besondere Struktur.
- Die Instrumente des Change- und Projektmanagements können dazu beitragen, die komplexen Felder bei der Gestaltung von Veränderungen zu erschließen – auch von persönlichen Veränderungen.
- Die Kunden des Gesundheitscoachings arbeiten meist in Kontexten, in denen Methoden der (organisationalen) Veränderungsgestaltung zum allgemeinen Basiswissen gehören. Sie haben ihr Wissen bislang nur noch nicht (ausreichend) für die Gestaltung eigener Veränderungsprozesse genutzt.
- Der Einsatz von Methoden aus den genannten Arbeitsfeldern gibt den Aktivitäten der Gesunderhaltung eine Rahmung, die

als Ernsthaftigkeit und Verbindlichkeit erlebt werden und die die getroffenen Entscheidungen unterstützt.

Das Verständnis von Gesundheit als Veränderungsprozess schärft die Aufmerksamkeit dafür, dass dieser Weg die Menschen oft in Landschaften führt, in denen sie sich noch nicht auskennen, die sie sich erschließen und in denen sie neue Lebensgewohnheiten entwickeln müssen. Diesen – systemtheoretisch gesprochen – Phasenübergängen sind Instabilitäten eigen. Sie führen dazu, dass viele mögliche Einflussgrößen zur Entwicklung einer neuen Ordnung beitragen. In diesen Übergängen können kleine Ereignisse und Impulse große Effekte haben – und umgekehrt. Insbesondere Menschen, die emotionale Erschütterungen z. B. durch bedrohliche Erkrankungen oder berufliche Einbrüche erlebt haben, befinden oft sehr deutlich in dieser sehr labilen Suchbewegung.

Bei der professionellen Begleitung von Veränderungsprozessen wird der Prozess zur Entwicklung des Neuen angemessen gerahmt und strukturiert (z. B. durch Ziele, Termine, Aufgaben). Mit dem Kunden wird ein Weg der Prozesssicherheit erzeugt, der ihm das Experimentieren mit Lösungsmöglichkeiten und die Entwicklung auch ungewohnter Lösungen erleichtert. Von zentraler Bedeutung ist allerdings, dass Entwicklungen als konsistent und stimmig zu den bisherigen biografischen Entwürfen und Wertesystemen erlebt werden können.

Beispiel: Ein 40-jähriger Kunde war, nachdem eine Hirnblutung weitgehend ausgeheilt war, wieder in seine alten, extrem herausfordernden Arbeitsbezüge zurückgekehrt. Auf den Prozess der für ihn höchst heiklen Neubestimmung seiner Situation einschließlich der dann eingreifenden Entscheidungen konnte er sich im Rahmen eines zeitlich und thematisch klar strukturierten Arbeitsprozesses mit dem Coach einlassen.

Entscheidend bei der professionellen Begleitung der Veränderung des Gesundheitsverhaltens bleibt die tragfähige Beziehung zum Coach. Im Vordergrund steht der Dialog, der es dem Kunden ermöglicht, seine Einstellungen im Gespräch zu präzisieren und zu entwickeln. Trotz der Einbeziehung zusätzlicher Experten und trotz des strukturierenden Vorgehens bleibt die direkte Beziehung der Dreh- und Angelpunkt („Beziehungssicherheit"). Der Vorteil, dass viele Methoden aus dem Handwerkszeug des Kunden für die Gestaltung von Gesundheit nützlich sein können, kann in diesem Rahmen erschlossen werden.

4.3.1 Change- und Projektmanagement

Aus dem Projektmanagement und Changemanagement werden verschiedene Vorgehensweisen in das Gesundheitscoaching übernommen, z. B.:

- die Ausrichtung auf Ziele und Teilziele, die in eine zeitliche Reihenfolge gebracht werden;
- die „Masterpläne", die das „was wie mit wem bis wann" einer kurz-, mittel- und langfristigen Perspektive zuordnen;
- die Verabredung von Zwischenstationen („Meilensteinen"), an denen nach gemeinsam definierten Kriterien der Stand der Entwicklung evaluiert wird;
- das Denken in „Projekten", die für die eigene Gesunderhaltung aufgelegt werden, die einen besonderen thematischen Schwerpunkt, ein Ziel, eine zeitliche Begrenzung, möglicherweise ein Projektteam haben.

Durch dieses Herangehen lassen sich dann weitere Methoden erschließen: Kontextklärungen und Umfeldanalysen, Analyse der hemmenden und fördernden Faktoren, Stärken-Schwächen- und Chancen-Risiko-Analysen, Kosten-Nutzen-Rechnungen, Feedbackschleifen, Entscheidungsschemata, Ressourcenplanung, Aufgabenstrukturierung, Simulationen usw. (vgl. dazu Doppler u. Lauterburg 1994, insbes. S. 307 ff.; Mayrshofer u. Kröger 1999). Der Vorteil dieser Ableitungen der Methodik liegt in der meist klaren Lösungsorientierung der Ansätze und darin, dass sie von ihren Grundannahmen her „klinikfern" sind. Sie sind damit für die Kunden leichter zu akzeptieren als ähnliche Vorgehensweisen im Zusammenhang mit therapeutischen Ansätzen, denen die Herkunft aus dem Behandlungskontext oft noch anhaftet.

4.3.2 Balancierte Zielfelder

Die Methode der balancierten Zielfelder (Balanced Score Card, BSC; vgl. Kaplan u. Norton 1997) dient in der Entwicklung von Organisationen dazu, die übergeordneten Visionen und Ziele für relevante Unternehmensfelder zu definieren (i. d. R. vier: Mitarbeiter, Kunden, Finanzen, Geschäftsprozesse), messbare Kriterien der Zielerreichung für das jeweilige Feld zu erarbeiten und daraus Maßnahmen abzuleiten, die geeignet sind, das Ziel zu erreichen. Gleichzeitig setzt man die Ziele und Maßnahmen der einzelnen Felder miteinander in Beziehung, um Wechselwirkungen, Synergieeffekte, Inkompatibilitäten, Konkurrenz um Ressourcen etc. zu identifizieren. Dies dient der strategischen Ausrichtung des betreffenden Unternehmens.

Für das Gesundheitscoaching ist diese Methode umgearbeitet worden. Sie wird hier deshalb vorgestellt, weil sich daran einige grundlegende Prinzipien von „Gesundheit als Veränderung" aufzeigen lassen.

Die BSC ist ein sehr übersichtliches Vorgehen für die Konkretisierung von Zielen, Erfolgskriterien und Maßnahmen. Das Muster des Vorgehens ähnelt den Fragen aus dem systemischen Instrumentarium:

„Woran konkret werden Sie selbst, werden Dritte eine Entwicklung in diesem Bereich merken? Was werden Sie getan haben, um diese Entwicklung zu ermöglichen?" Hintergrund des Einsatzes der BSC ist, diese Art systemischen Fragens mit einem strukturierten Vorgehen zu verbinden. Menschen, deren Arbeitsprozesse sich meist an „Daten, Zahlen, Fakten" orientieren, wird eine ähnliche Systematik für den Einstieg in die Optimierung ihrer Gesunderhaltung verfügbar gemacht. Nachdem die relevanten Zielfelder der Gesundheitsentwicklung geklärt worden sind, werden sie einzeln erschlossen. Es wird dadurch ein breites und umfassendes Panorama persönlicher Gesunderhaltung sichtbar. Die BSC ermöglicht eine hohe Genauigkeit und Überprüfbarkeit der Zielbestimmung. Sie richtet die Aufmerksamkeit auch darauf, dass diese Zielfelder in eine Balance gebracht werden müssen, weil sie z. B.

hinsichtlich begrenzter Ressourcen wie Zeit in Konkurrenz stehen oder durch andere Dynamiken miteinander verbunden sind (Partnerschaft, Karriere, Arbeitsprozesse, Ausbau der Fitness usw.).

Meist entscheiden sich Kunden für eine Scorecard mit den Feldern:

- Fitness und Leistungsfähigkeit
- Partnerschaft und Familie
- Arbeitsprozesse und Zeitmanagement
- Lebens- und Karriereausrichtung.

Für jedes dieser Felder wird der gleiche Prozess durchgeführt:

- Messbare Kriterien der Zielerreichung werden definiert.
- Maßnahmen werden abgeleitet, die die Erreichung genau dieser Zielkriterien ermöglichen.

Während für die Zielerreichung im Bereich Fitness noch recht leicht Kriterien zu definieren sind (z. B. biologische Messgrößen oder Dauer der Bewegungseinheiten), muss bei den anderen Feldern meist viel Fantasie walten.

Eine gute Lösung sind oft Skalierungen. So haben sich Kunden z. B. entschieden, die Zufriedenheit mit ihrer Partnerschaft wöchentlich auf einer Skala zu bewerten und diese Bewertung mit dem Partner oder der Partnerin abzugleichen. Bewertungen der emotionalen Balance, der Zufriedenheit mit der Tagesgestaltung etc. können je nach Thema gezielt zugeschnitten werden.

Auch Dritte können in solche Bewertungen einbezogen werden. Für einen Kunden wurde z. B. die Sekretärin in die Bewertung der (auf der Ebene beobachtbaren Verhaltens definierten) Reizbarkeit ihres Chefs einbezogen als Kriterium für die Entwicklung größerer beruflicher Stimmigkeiten – was eine sehr bereichernde Intervention in das ganze System bedeutete.

Die selbst und/oder von anderen regelmäßig durchgeführten Beobachtungen und Bewertungen ermöglichen die Evaluation der angestrebten Entwicklung.

Die thematische Breite, die sich durch die BSC konkret abbildet, kann als charakteristisch für viele Prozesse des Gesundheitscoachings gelten. Die Card muss natürlich zu Kunde und Anliegen passen. Sie ist besonders dann indiziert, wenn es zunächst schwerzufallen scheint, konkrete Zielbestimmungen zu erreichen, oder wenn die Umsetzung an den engen zeitlichen Rahmenbedingungen schon früh zu scheitern droht.

4.3.3 Appreciative Inquiry

Für die erwähnte individuelle Konsistenz und Stimmigkeit der angestrebten Gesundheitsentwicklung wird auf verschiedenen Wegen gesorgt, z. B. durch die Konkretisierungen der Zielbestimmung, durch den breiten Ansatz der passenden Gesundheitsthemen, durch die Reflexion der für die Gesundheit vom Kunden benutzten Metaphern und Landkarten und durch den Blick auf den biografischen Bogen.

Eine besonders wirksame Methode ist die wertschätzende Befragung (Appreciative Inquiry, hier AI): Das AI fördert durch die Ankoppelung an die guten Erfahrungen das Erleben von Konsistenz und Stimmigkeit, bringt einen reichen Schatz an Lösungsoptionen hervor und erzeugt eine entwicklungsfreundliche Stimmung. Sie wird hier gesondert vorgestellt, weil es die ressourcenorientierte Haltung im Gesundheitscoaching gut illustriert.

AI ist eine Methode des Changemanagements (vgl. Cooperrider u. Whitney 2006; vgl. auch Grieger 2001), die die sonst übliche Suche nach Fehlern durch den Blick auf Stärken, Ressourcen und Lösungen ersetzt. Die Grundidee ist, dass Entwicklungen eines Systems immer der Energie folgen, diese Energie dorthin fließt, wohin die Aufmerksamkeit geht, und die Aufmerksamkeit den Fragen folgt, die man sich stellt. Die Erkundung über eine wertschätzende Befragung ist deshalb eine sehr wirkungsvolle Intervention. In der systemischen Therapie und Hypnotherapie ist die Orientierung an Ressourcen ein Kernelement der Arbeit, in dem AI findet diese Orientierung ein weiteres konkretes Instrument.

Der AI-Prozess ist durch die gegenseitige Befragung von Mitgliedern eines Systems gekennzeichnet. AI ist die gemeinsame Suche nach dem Besten in den Menschen, ihrer Organisation und der sie umgebenden Welt. Die Methode beinhaltet die systematische

Entdeckung dessen, was einem System „Leben" gibt, wenn es in menschlicher, ökonomischer und ökologischer Hinsicht am effektivsten und fähigsten ist. AI ist die Kunst und Übung, Fragen zu stellen, die die Fähigkeiten eines Systems stärken und das positive Potential zu erhöhen. Die Fragen werden je nach Einsatz des AI stärker in Richtung Ressourcen des Einzelnen oder stärker in Richtung Ressourcen der Organisation formuliert.

Für die Gestaltung von Gesundheit hat sich das AI sowohl im Einzelcoaching als auch im Gruppencoaching oder in Seminaren bewährt. Eine besonders wirksame Intervention in ein Unternehmen gelingt mit dem AI bei der Implementierung von Gesundheitsthemen, z. B. im Rahmen von Großgruppensettings.

Im Vordergrund des Einsatzes im Gesundheitscoaching steht:

- Es lädt ein, Geschichten und Metaphern über erfolgreiche Gesunderhaltung zu erzählen und die bisherigen biografischen Erzählungen zu ergänzen (narratives Prinzip).
- Es bereichert die anschließende weitere Konkretisierung von Visionen, Zielen und Umsetzungen und richtet die Aufmerksamkeit auf Lösungen.
- Es koppelt an die Erfahrung vieler Kunden mit Veränderungsprozessen in Unternehmen an und lässt sich auch dorthin übertragen.

Für die Durchführung der wertschätzenden Befragung gibt es mehrere Varianten:

1. Die Befragung erfolgt im Rahmen des Coachinggesprächs im 1:1-Setting: Es hat sich bewährt, diesen Teil des Gesprächs während eines Spaziergangs mit dem Kunden durchzuführen. Die Bewegung bereichert den Ideenfluss und erleichtert die für viele Kunden eher ungewohnte Blickrichtung: auf die Ressourcen („peripatetische Erkundung" – nach dem im Wandeln lehrenden Aristoteles). Das Gespräch ist durch die Fragen strukturiert und ähnelt daher mehr einem Interview als einem sonst üblichen Coachinggespräch.

2. Der Kunde lässt sich mit Hilfe vorformulierter Fragen von einem vertrauten Gesprächspartner (Lebenspartner, Freund, Kollegen) interviewen.

Der Vorteil dieses Vorgehens ist, dass die Intervention damit Teil der sozialen Vernetzung der Gesundheitsthematik wird. Eine erweiterte Variante ist, dem Kunden die verschriftlichten Fragen für einen gegenseitigen AI-Prozess z. B. seines Teams mitzugeben.

3. Der Kunde lässt sich allein auf die Fragen ein und schreibt, zeichnet, modelliert etc. die Ergebnisse.

Beispiele für AI-Fragen:

Sprechen Sie über Aspekte, die Sie in Bezug auf sich selbst am meisten schätzen:

- Seien Sie nicht zu bescheiden: Was schätzen Sie an sich selbst am meisten als Mensch, als Partner/Partnerin, als Freund/Freundin, als Mutter/Vater, Kollege/Kollegin, Vorgesetzter/Vorgesetzte etc.?
- Bezogen auf die Erhaltung Ihrer Gesundheit: Was gelingt Ihnen besonders leicht und gut?
- Welches waren in Ihrem Leben bislang die Höhepunkte Ihrer Gesunderhaltung? Beschreiben Sie einen dieser Höhepunkte genau.
- Was stärkt Sie besonders, so dass Sie sich rundum wohl, vital und gesund fühlen?
- Welches sind in Ihrem Erleben die Schlüsselfaktoren, die Ihnen Vitalität, Gesundheit, und Kraft geben? Beschreiben Sie bitte möglichst genau an einem Beispiel, wie Sie diese Schlüsselfaktoren erleben.
- Welches ist der wichtigste Beitrag, den Ihre Organisation bislang für Ihr Leben und Ihre Entwicklung geleistet hat? Welches war Ihr wichtigster Beitrag für Ihre Organisation?
- Welche drei wesentlichen Dinge wollen Sie für sich tun, um Ihre Vitalität, Gesundheit und Kraft zu stärken?

Die Auswertung des wertschätzenden Interviews erfolgt optimalerweise durch Visualisierungen an einer Pinnwand in Form einer Mind-Map-Struktur. Oder es werden Moderationskarten mit einzelnen Themen beschriftet, die dann an der Pinnwand oder auf dem Fußboden im Raum zu Clustern zusammengefasst werden können. Diese Formen der Visualisierung erleichtern die jeweils nächsten Schritte, wie z. B. ein Gespräch über die auftauchenden Werte und Lebensausrichtungen, oder die weiteren Zielkonkretisierungen oder auch schon die Planung der Umsetzungsschritte.

4.3.4 Zeit und Zeitstruktur

Ein zentrales Element der Prozessgestaltung ist die Strukturierung von Zeit. Da die meisten Menschen in sehr verdichteten Zeitabläufen leben, müssen der Gesunderhaltung gezielt die notwendigen Zeitfenster geöffnet werden:

- Wann soll in der täglichen oder wöchentlichen Routine was gemacht werden?
- Wie viel Zeit soll wofür eingesetzt werden?
- Wann sollen welche Teilziele und Ziele erreicht sein?

Erfahrungsgemäß ist es oft schwierig, für die Gesunderhaltung Zeitfenster zu finden, die nicht ohnehin schon doppelt gebucht sind. Mit den Kunden muss sehr detailliert an Zeitplänen gearbeitet werden, die eine Chance zur Umsetzung haben.

Dabei gilt die Regel, dass alles, was eine klare Routine bahnt, eine höhere Chance auf Nachhaltigkeit hat (also: „jeden Mittwoch" ist besser als „einmal pro Woche"). Die schrittweise Öffnung von Zeitfenstern in einem klar geregelten Ablauf erleichtert oft den Einstieg (Motto: „Von zehn Minuten auf eine Stunde in einer Woche").

Wichtig in diesem Prozess ist oft der „Ausstieg aus der Zeitkonkurrenz": Statt in der Konstruktion der zeitlichen Wirklichkeit auf die Konkurrenz zu blicken (wie es Zeitmanagementsysteme nahe legen), ist es sinnvoller zeitliche Spielräume in den Blick zu nehmen und zu erkunden. Die Aufmerksamkeit richtet sich damit auf Möglichkeiten, Sinnvolles zeitlich zu verbinden: Bewegungszeiten oder Entspannungszeiten mit Zeiten der Partnerschaft, entspannende Pausenzeiten zur Verbesserung der späteren Leistungen mit bewusster Ernährung u. Ä. Es tauchen bei dieser Ausrichtung der Aufmerksamkeit dann auch Zeitfenster auf, die unter der gesundheitsorientierten Sinnausrichtung „Gerümpel" enthalten und freigeräumt werden können. Das gesundheitsorientierte Lassen ermöglicht das gesundheitsorientierte Tun. Besonders wirksam gelingt dieser Prozess mit Hilfe der Bewegungen der Theorie U (s. 4.3.5). Allein die Idee des „Ausstiegs aus der Zeitkonkurrenz" löst interessante Such- und Lösungsprozesse aus: Mit Zeit kann gespielt werden, Zeitkonzepte „verflüssigen" sich.

Es ist eine der wichtigen Interventionen, den zeitlichen Rahmen für den Prozess der Entwicklung bzw. Optimierung eines gesundheitsorientierten Lebensstils mit *einem* Jahr zu veranschlagen – dies aus mehreren Gründen:

- Es wird damit ein übersichtlicher Prozess erzeugt, der nicht am Beginn zu viel verlangt und damit überfordert.
- Das Einspielen neuer Gewohnheiten braucht Zeit für Trial and Error, Übung, Lernen – insbesondere bei Bewegung, Ernährung und Entspannung.
- Erst die anhaltende Erfahrung, dass sich Erfolge, höhere Lebensqualität, größeres Wohlbefinden etc. einstellen, lässt die Eigendynamik der Entwicklung „anspringen".
- Die notwendige Disziplin zum Durchhalten lässt sich leichter mit klaren Zeitstrukturen über einen längeren Zeitraum hinweg sicherstellen
- Jeder Prozess hat Flauten, die rasch als Scheitern bewertet werden, wenn der Prozess zu kurz angelegt ist: In einem Jahr lassen sich Strategien entwickeln, wie aus einer Flaute wieder eine ordentliche Brise erzeugt werden kann. Das oben beschriebene Lernen als Teil der Gesunderhaltung bezieht sich ganz wesentlich darauf, dass man lernt, den Prozess dann zu gestalten, wenn er schwierig oder zum Erliegen gekommen

ist. Dieser für die Nachhaltigkeit wesentliche Lernprozess braucht einen langen Zeitraum, damit gute Erfahrungen gesammelt werden, auf die später zurückgegriffen werden kann. Gesundheit in „Schönwetterperioden" zu gestalten mag schon herausfordernd sein. Die wahre Kunst ist das immer neue Gestalten der sinusförmigen Kurvenbewegungen (die schon genannte „Kurvenkompetenz").

Wichtig ist es, dass man Rückblicke und Bilanzen in die Planung der Zeitabläufe einführt, damit man die Orientierung in dem unruhigen Gelände behalten, Erfolge feiern und das Erreichte genießen kann.

4.3.5 Theorie U

Die Theorie U ist ein von C. O. Scharmer (2007, dt. in Vorb.) vorgelegtes Modell, das ursprünglich für den Kontext von Unternehmensentwicklungen konzipiert worden ist. Die Grundideen und einige methodische Herangehensweisen sind für den Prozess des Gesundheitscoachings übernommen worden.

Ausgangspunkt des Modells ist die Unterscheidung von drei Perspektiven bei der Beobachtung von Menschen. Es wird beobachtet:

- was sie tun;
- wie sie es tun;
- aus welchen inneren Quellen sich ihr Tun speist.

Letzteres ist der oft nicht beachtete Entstehungsort einer Handlung, es ist die Dynamik, die Energie, die Motivation, letztlich die Aufmerksamkeit, die das Entstehen einer beobachtbaren Handlung ermöglicht. Die Charakteristik der jeweiligen Ausrichtung der Aufmerksamkeit wird „Feldstruktur der Aufmerksamkeit" (Scharmer 2007, p. 10 ff.; Übers.: M. L.) genannt.

Vor diesen Überlegungen kommt Scharmer zu der Frage, wie der Quellort des Handelns der Wahrnehmung zugänglich gemacht werden kann. Letztlich steht dahinter die Frage, wie das Neue durch die Menschen in die Welt kommt: Es geht um das Erspüren und die Wahrnehmung der im Entstehen begriffenen Zukunft in der jetzt erlebten Gegenwart („listening from the emerging field of the future"; ebd., p. 13). Die damit verbundenen Fragen nach dem Entstehen der Zukunft werden als Perspektivwechsel verstanden: von dem Lernen aus dem Vergangenen zu dem Lernen aus dem Quellort der entstehenden Zukunft. Die Ausrichtung der Aufmerksamkeit auf die entstehende Zukunft, die er als Presencing (aus *presence* und *sensing*) bezeichnet, öffnet neue Wahrnehmungsmöglichkeiten. Presencing ermöglicht die Verbindung mit einer tieferen Quelle des Selbst und des Wissens. Dieses „schöpferische Wahrnehmen" geht über das hinaus, was sonst an Unterschiedswahrnehmung oder auch an empathischer Wahrnehmung möglich ist: Es bezieht auch das ein, was aus der Perspektive des höchstmöglichen Selbst zu erspüren ist („emerging authentic Self"; ebd., p. 13).

Die Aufmerksamkeit für die im Entstehen begriffene Zukunft wird durch den Willen geöffnet, durch den Mut, sich den damit verbundenen Wahrnehmungen zu stellen. Entscheidend ist, dass sie einen Raum und eine Zeit der Stille braucht, in der das Neue und Zukünftige spürbar wird, emergieren kann. Die Stille ermöglicht die Berührung mit dieser tiefen Quelle des Selbst, die als das höchstmögliche, authentische Selbst der Zukunft beschrieben wird. Das gewordene und das werdende Selbst treten in Beziehung, in einen Dialog, der dann richtungweisend und inspirierend für sehr reale Entwicklungsprozesse wird.

Die Berührung in der Stille erfordert und erzeugt eine Veränderung der Struktur der Aufmerksamkeit für das, was an Ideen, Modellen, Bildern, Empfindungen konkret entsteht (emergiert). Das alles wird als Samen und Keime der im Entstehen begriffenen Zukunft und als Ausdruck der höchsten Möglichkeiten des Selbst verstanden. In einem nächsten Schritt wird es „in Sprache" oder in eine andere Darstellung gebracht, womit den Visionen und Absichten zu einer größeren Klarheit verholfen wird („crystallizing"; ebd., p. 192).

Die Charakteristik des weiteren Prozesses besteht darin, den Samen und Keimen einen konkreten Raum, einen Mikrokosmos, ein Treibhaus für ihre Entwicklung zu geben. Die Aufmerksamkeit richtet sich auf die Verbindung von Geist, Herz und Hand und öffnet damit gleichzeitig ein Lernfeld, das mit den konkreten Zukunftsmöglichkeiten verbindet. Scharmer nennt es das Bauen von „Landebahnen für die im Entstehen begriffenen Möglichkeiten der Zukunft" (ebd., p. 210; Übers.: M. L.). Die Frage dazu lautet: Was braucht die Zukunft von dir, um in die Welt zu kommen?

Dieser Mikrokosmos benötigt besondere Unterstützung und Nahrung, um sich in der Umgebung zu behaupten und gegen die Ausgrenzung durch das Immunsystem geschützt zu sein. Das Neue kann den gewohnten Status quo bedrohen (ebd., p. 210). Es bedarf rascher Feedbackschleifen, damit es in seiner Entwicklung den Lernprozess abbilden kann.

Aus den Lernerfahrungen in diesem Treibhaus („prototyping"; ebd., pp. 203 ff.) entstehen die neuen Abläufe und Strukturen, die dann in den Prozessen des Gesamtsystems zur Geltung kommen („performing"; ebd., pp. 215 ff.).

Für die praktische Umsetzung des Modells werden verschiedene Bewegungen beschrieben, die hier in drei Bewegungen zusammengefasst sind:

- Die erste Bewegung ist die Verbindung mit dem äußeren Wissen: das Beobachten und Zuhören. Es ist die Verbindung mit allem, was außerhalb von uns vor sich geht, die Beobachtung der Vernetzungen, der Erwartungen, die Gespräche mit anderen. Es ist auch das Finden von Orten hoher Intensität, guter Lösungsmöglichkeiten und Beispiele, das Aufsuchen von Menschen, die Lösungen gefunden haben.
- Die zweite Bewegung ist die Verbindung mit dem inneren Wissen, mit dem, was ich von dem weiß, das entstehen will. Es ist die Verbindung mit dem inneren Wissen aus der Perspektive der Zukunft, der Dialog mit dem höchstmöglichen Selbst, die Wahrnehmung der entstehenden Zukunft in der Gegenwart.
- Die dritte Bewegung ist die aktionsbezogene Verbindung von Kopf, Herz und Hand, die das Neue in die Welt bringt. Es ist

das Lernen in kleinen Erfahrungsschleifen, die dann später die Lebensprozesse verändern.

Im Gesundheitscoaching kann diesen drei Bewegungen gefolgt werden:

- die Erkundung des verfügbaren Wissens über die Gesunderhaltung und über die Kunst, das Leben zu balancieren, Sinnhaftigkeit und Stimmigkeit zu empfinden, die Erkundungen bei anderen Menschen und das Finden und Erkunden von Orten, die eine kraftvolle Verbindung zum Thema haben;
- die Zeit und der Raum der Stille, die es ermöglichen, dem emergierenden eigenen Wissen und der Quelle nachzuspüren, aus der sich die Zukunft der eigenen Gesundheit speist, die Aufmerksamkeit auf die im Entstehen begriffene Zukunft der eigenen Gesundheit zu lenken und in Kontakt mit dem höchstmöglichen Selbst zu treten.
- die Kristallisation von Möglichkeiten, in einem Mikrokosmos in überschaubaren Lebensbereichen mit dem gesundheitsorientierten Handeln zu experimentieren und bei der konkreten Umsetzung die Feedbackschleifen gut zu platzieren.

Für diese drei Bewegungen ist der Methodentool des Gesundheitscoachings reich gefüllt. Die Methoden können entsprechend diesen Bewegungen ausgewählt und zusammengestellt werden. Eine entscheidende Ergänzung sind der Raum und die Zeit der Stille, in die die Erkundungsbewegungen einfließen. In dieser meditativen Stille verdichten sich die Zukunftsmodelle und die Antworten auf die Sinnfragen, und es entsteht das Neue. Dieser Schritt braucht den Willen und den Mut, sich darauf einzulassen, er braucht die Entscheidung für eine gesundheitsorientierte Veränderung.

Pattern und Matrix der Gesundheit erlauben es dann, mit den vielfältigen Methoden den geschützten Mirkokosmos definieren, in dem sich die neuen Erfahrungen entwickeln lassen.

Bei der Umsetzung eines Prozesses in Anlehnung an die Theorie U wird dem Kunden das Modell vorgestellt, und er durchläuft in den folgenden Wochen diese Bewegungen. Dazu werden Möglichkeiten der Erkundungen von Orten und Personen in einem ersten Brainstorming geöffnet, konkretisiert und vollzogen (über systemische Fragen, Landkarten, Metaphern, Erkundung des sozialen Umfelds, Zeitlinienarbeit, Gespräche mit Dritten etc.). Für die folgenden Bewegungen des Presencing (Stille) und des mikrokosmischen Handelns werden vier Fragen mitgegeben:

- Aus welchen Quellen speist sich dein Wille zur Gesundheit?
- Was braucht die Zukunft deiner Gesundheit von dir, um in die Welt zu kommen?
- Welche Vorboten der Zukunft deiner Gesundheit sind in deinem gegenwärtigen Leben schon lebendig und wirksam?
- Wie und wo kannst du die Vorboten der Zukunft deiner Gesundheit konkret fördern, kannst sie wachsen lassen, und wie kannst du an ihnen lernen?

Die Erfahrungen mit diesem Prozess zeigen, dass neben den bereichernden Erkundungen insbesondere Raum und Zeit der Stille als Zwischenschritt sehr geschätzt und mit großer Dankbarkeit angenommen werden. Das Stillwerden an einem kraftvollen Ort kann zu dem entscheidenden Wendepunkt werden und stellt die sonst rasch entstehende Frage nach der für die gesundheitsorientierten Aktivitäten verfügbaren Zeit in den Hintergrund.

Viele Kunden profitieren von diesem Vorgehen auch deshalb, weil sie zwar ihre Fähigkeiten zu strukturieren gut in die oben im Kontext der Patterns beschriebenen Ansätze einbringen können; die Unterfütterung mit dem, was mit Achtsamkeit und Sinnhaftigkeit beschrieben wurde, ist oft ein längerer Weg. Hier bietet die Theorie U mit ihren Bewegungen und der konsequenten Veränderung der Feldstruktur der Aufmerksamkeit einen sehr gangbaren Weg, der zahlreiche Impulse freisetzt.

Die vielen Verbindungen der Theorie U zu den oben beschriebenen Haltungen im Gesundheitscoaching (innere Weisheit, Achtsamkeit, Wille zum Sinn), zu der Salutogenese mit dem Empfinden von Stimmigkeit, zu systemischen und ressourcenorientierten Ansätzen und zu den Prinzipien der Gestaltung z. B. von Phasenübergängen durch geschützte und gut genährte Aktivitäten etc. liegen auf der Hand.

4.4 Der Standardprozess: Gesundheitscoaching im Einzelsetting

Es ist immer heikel, Standardverläufe von prozessorientierten Arbeitsabläufen zu beschreiben. Es wird hier trotzdem eine solche Skizze gezeichnet, die beispielhaft aufzeigt, wie die Themenvielfalt und die verschiedenen miteinander verwobenen Ebenen in einem Gesundheitscoaching entwickelt werden können. Der Hinweis sei erlaubt, dass wohl kein Prozess wirklich nach diesem Schema ablaufen kann, sondern sich in dem lebendigen Gespräch zwischen Coach und Kunde entfaltet.

Für das folgende Schema ist angenommen worden, dass es sich um einen Coachingprozess mit insgesamt fünf Terminen zu ca. drei Stunden Dauer handelt, der etwa einen Zeitrahmen von zehn Monaten hat. Dieser zeitliche Zuschnitt kommt häufig vor, kann sich aber durch das Einbeziehen von zusätzlichen Fachleuten, durch Bewegungstrainings, durch Gesundheitschecks o. Ä. verändern. Ein erster Entwurf des zeitlichen Zuschnitts erfolgt nach einem Vorgespräch entsprechend den thematischen Schwerpunkten und wird dem Kunden zusammen mit dem Kostenrahmen vorgestellt.

Jeder Gesundheitscoach muss für sich entscheiden, welche der anstehenden Themen durch die eigene Fachexpertise abzudecken sind und wofür zusätzliche Fachleute benötigt werden.

1. Termin
- Zielklärung mit möglichst weitgehender Konkretisierung
- Indikatoren der Zielerreichung
- Gesundheitsgeschichte:
  - bisherige Aktivitäten zur Gesunderhaltung
- Ressourcen für Gesunderhaltung und Lebensbalancen
  - gesundheitliche Risiken und Umgang damit
  - Burn-out-Risiko
  - vorliegende Untersuchungen, Checks durchgehen

- Themenfelder:
  - Arbeitskontext mit Bewertung der Gesundheitsressourcen und -risiken, Balancen, wichtigste Ressourcen der Gesunderhaltung
  - privater Lebensbereich: Balancen, Ressourcen, Entwicklungspotenziale
- erste Arbeitsschritte (je nach Gesprächsprozess):
  - konkrete erste Schritte zur Umsetzung bzw. zur ersten Zielannäherung
  - Definition der angestrebten (medizinischen, bewegungspädagogischen, ernährungsberaterischen etc.) Checks
  - Explorationen, Erkundungen, Recherchen zu eigenen Gesundheitsressourcen
  - Erstellen der sozialen Matrix zur Einbettung der Gesundheitsorientierung
- Arbeitsmaterialien:
  - Pedometer (Schrittzähler) zur Beobachtung der Bewegungshäufigkeit
  - gegebenenfalls Arbeitspapiere (z. B. zu Skalierungen) erstellen und als Material aushändigen
  - Online-Tool des Kompetenznetzwerks Gesundheitscoaching (www.gesundheitscoaching.com)
  - balancierte Zielfelder.

2. Termin (nach 4 bis 6 Wochen)

- Reflexion der Ergebnisse aus der Zwischenzeit:
  - Was ist wann wie passiert?
  - Welche Vorhaben sind erreicht, welche nicht?
  - Welche Ergebnisse sind zu beobachten?
- Zielüberprüfung, Zielkonkretisierung:
  - Einarbeitung der Ergebnisse der Arbeitsschritte und Recherchen
  - Ergebnisse der Arbeit mit dem Online-Tool
  - Ergebnisse der gegebenenfalls durchgeführten Checks

- Überprüfung und Stärkung der Entscheidung für einen gesundheitsorientierten Prozess:
  - Willenskraft, Motivation: Wie klar ist die Entscheidung?
  - Ausloten der Ambivalenzen
  - Tragfähigkeit der sozialen Matrix
- Einstieg in die vertiefte Arbeit zu Sinnfragen und grundlegenden Balancen:
  - Wozu will ich gesund bleiben?
  - Gleichgewichte und Ungleichgewichte: Erkundungen
- Erarbeitung des weiteren Prozesses:
  - Ergänzungen zu den balancierten Zielfeldern
  - Erstellung des Masterplans
  - Verbindungen mit dem relevanten sozialen Umfeld
  - weitere Indikatoren des Erfolgs
- angeleitete Arbeitsschritte (z. B.):
  - kognitive Intervention zur Stressbewältigung (Bewusstmachen und Verändern stressverschärfender Einstellungen)
  - Fokussierung und Imagination erfolgreicher Gesunderhaltung und Balancen
  - Tages- und/oder Wochenstrukturierung zum Einbau von Gesundheitsorientierung
  - Arbeit mit Szenarien (Zielszenarien, Gesundheitsszenarien u. Ä.)
  - Entspannungsübungen, Atemübungen
- Verabredung der nächsten konkreten Schritte
- Arbeitsmaterialien:
  - gegebenenfalls Arbeitspapiere erstellen und aushändigen.

3. Termin (nach ca. 6 bis 8 Wochen)

- Reflexion der Ergebnisse aus der Zwischenzeit:
  - Was ist wann wie passiert?
  - Welche Vorhaben sind erreicht, welche nicht?
  - Welche Ergebnisse sind zu beobachten?
- Zielüberprüfung:
  - Einarbeitung der Ergebnisse der Arbeitsschritte und Recherchen

– neu aufgetauchte Themen und Aspekte?
– weitere Ergebnisse möglicher Checks
- Nachführung der weiteren Prozessplanung:
  – Überprüfung der balancierten Zielfelder
  – Aktualisierung des Masterplans
- angeleitete Arbeitsschritte (z. B.) (wie 2. Termin):
  – Bewegung: Ausdauerbewegung
  – Stress: Stand der Entwicklung und weiterer Ausbau der Kompetenzen
- Einbeziehung des relevanten sozialen Umfelds:
  – gemeinsames Gespräch mit Partner/Partnerin: gesundheitsorientierter Lebensstil als gemeinsames Projekt
- Verabredung der nächsten konkreten Schritte
- Arbeitsmaterialien (wie 2. Termin):
  – Beobachtungsdokumentationen (Checks) zu „gefühlter" Gesundheit, Lebensqualität o. Ä.
  – Dokumentation zur Ausdauerbewegung.

4. Termin (nach 8 bis 12 Wochen)
- Reflexion der Ergebnisse aus der Zwischenzeit:
  – Was ist wann wie passiert?
  – Welche Vorhaben sind erreicht, welche nicht?
  – Welche Ergebnisse sind zu beobachten?
  – Stand der Umsetzungen entsprechend Masterplan und BSC?
- Zielüberprüfung, gegebenenfalls Zielkonkretisierung:
  – Einarbeitung der Ergebnisse der Arbeitsschritte und Recherchen
  – neu aufgetauchte Themen und Aspekte?
  – Ergebnisse möglicher Checks
- Nachführung der weiteren Prozessplanung
  – Überprüfung und Weiterentwicklung der BSC
  – Aktualisierung des Masterplans
  – Wechsel der Schwerpunktthemen: „Abwechslung" für den Prozess
  – angeleitete Arbeitsschritte (z. B.) (wie 2. und 3. Termin):
  – Tages- und Wochenkurven zum individuellen Biorhythmus

- Arbeit mit der Energiemetapher: Energieniveau, -verläufe, Ressourcen, Risiken
- Schlaf und Schlafoptimierung
- Erhalt der Disziplin und Willensstärke: Ressourcen, Belohnungen
- Lernprozesse aus der Umsetzung: Wie werden Flauten bewältigt?
- Verabredung der nächsten konkreten Schritte
- Arbeitsmaterialien (wie 2. und 3. Termin):
  - Beobachtungsdokumentationen (Checks) zu Schlaf, Biorhythmuskurven
  - gegebenenfalls Artikel, Buchempfehlungen.

5. Termin (nach 4 bis 6 Monaten)
- Reflexion der Ergebnisse aus der Zwischenzeit:
  - Was ist wann wie passiert?
  - Welche Vorhaben sind erreicht, welche nicht?
  - Welche Ergebnisse sind zu beobachten?
  - Stand der Umsetzungen entsprechend Masterplan und BSC?
- Bilanzierung am Ende der gemeinsamen Arbeit
  - Was ist erreicht, was fehlt?
  - Strukturierung und Planung der nächsten Monate:
  - Überprüfung und Weiterentwicklung BSC
  - Aktualisierung des Masterplans
  - Planung von Abwechslung durch Themenschwerpunkte in der künftigen Umsetzung
  - Möglichkeiten des Krisenmanagements
  - Festlegung von Checkpoints
- Feiern, Feste, Belohnungen.

4.5 Die einzelnen Themenfelder im Gesundheitscoaching

4.5.1 Erstgespräch, Erkundungen und Diagnosen

Die Erstgespräche im Gesundheitscoaching werden entsprechend dem Stand der Kunst der systemischen Therapie und Beratung gestaltet. Es wird das Instrumentarium der systemischen Fragen genutzt, das es ermöglicht, die Erkundung in einer achtungsvollen Form durchzuführen und den Kunden durch Perspektivwechsel zu einer „dreidimensionalen" Beschreibung seiner Gesundheitsthemen einzuladen.

Erkundungen sind immer Interventionen. Es kommt also darauf an, Gesundheit und Gesunderhaltung so zu erkunden, dass Ziele, Entwicklungsoptionen, Ressourcen, gute Erfahrungen, Verbindungen zu den übrigen Lebensprozessen und den bedeutsamen Beziehungen in die Aufmerksamkeit kommen. Systemische Fragen sind am besten dazu geeignet, diese Ausrichtungen der Aufmerksamkeit anzuregen. Das wertschätzende Interview ist, wie beschrieben, eine zusätzliche ressourcenorientierte Erkundungsmöglichkeit für den Beginn eines Coachingprozesses.

Erkundet wird im Erstgespräch auch, mit welchen Bildern, Metaphern, Modellen der Kunde seine Gesundheit konzipiert und welche Formen der Gesunderhaltung er daraus ableitet. Die Suchbewegung und Hypothesenbildung des Coachs kann diesen Fragen folgen:

- Welche Aspekte von Gesundheit stehen im Vordergrund, welche weniger?
- Mit welchen Worten, Bildern, Metaphern wird über Gesundheit gesprochen?
- Womit wird Gesundheit in Verbindung und Wechselwirkung gebracht?
- Welche emotionalen Reaktionen, Stimmungen, körperlichen Reaktionen sind zu beobachten?
- Für welche Kontexte (Arbeit, Familie, Partnerschaft …) wird Gesundheit wie beschrieben?
- Welche Handlungsräume beschreibt der Kunde implizit oder explizit, welche Grenzen erzeugt er durch seine Beschreibungen?
- Welches sind die wichtigsten Quellen, aus denen sich seine Gesunderhaltung speist?
- Welchen Raum nehmen folgende Themen in dem Gespräch ein: Bewegung, Ernährung, Entspannung, Schlaf, Sexualität,

Stressreaktion, Stressverhalten, Stressbewältigung, Krankheiten, persönliche Gefährdungen („Sollbruchstellen"), Lebensbalancen, Sinnfragen, Leben und Sterben, Gesundheit und Beruf?

- Welche anderen Themen prägen das Gespräch?

Eine Besonderheit der Erkundungen im Gesundheitscoaching ist, dass oft auch andere, objektivierende Erkundungen erforderlich sind.

Beispiel: Ein 45-jähriger, etwas übergewichtiger Kunde will nach 16 Jahren weitgehender Bewegungsabstinenz wieder an seine früheren Lauferfahrungen anknüpfen; medizinische Checks gibt es aus den letzten 20 Jahren nicht. Hier empfiehlt sich auch bei erlebter Beschwerdefreiheit eine bewegungsmedizinische Diagnostik, damit die Bewegungsaktivitäten auf einem objektivierbaren Niveau der aktuellen Fitness begonnen werden können.

Medizinische oder psychologische Checks sind ebenfalls als Intervention zu verstehen:

- Sie lassen Handlungsmöglichkeiten, Handlungsbedarf und Handlungsgrenzen deutlich werden.
- Sie erzeugen messbare Daten, an denen sich später auch eine Entwicklung evaluieren lässt.
- Sie lenken die Aufmerksamkeit auf die Wahrnehmung der eigenen körperlichen Fitness und den Abgleich von Wahrnehmung und gemessenen Werten.
- Sie erzeugen ein Empfinden der Ernsthaftigkeit des eigenen Vorhabens.

Es empfiehlt sich für den Gesundheitscoach, dafür verlässliche Kooperationspartner zu finden. Im medizinischen Bereich braucht es Partner, die dem ärztlichen Hobby widerstehen, aus allen abweichenden Befunden Krankheiten abzuleiten, und die stattdessen konkrete und verständliche Hinweise für Erhalt und Ausbau von Gesundheit geben.

Ein Beispiel für den Interventionscharakter „messender" Erkundungen ist der Schrittzähler (Pedometer), ein kleines Plastikteil, das an Hose oder Rock getragen wird und die Schritte zählt (mit Umrechnungsmöglichkeiten für andere Bewegungsarten) – also eine Schlichtversion für Objektivierungen im Bewegungsbereich. Die meist ausgeprägte Bewegungsarmut wird deutlich, wenn die gemessenen Werte mit den Sollzahlen verglichen werden. Die Ergebnisse haben oft sehr einschneidende Auswirkungen, weil sie die Selbstwahrnehmung für die tägliche Bewegung schärfen. Die meisten Kunden sind von ihren Ergebnissen so erschreckt, dass die emotionale Reaktion konkrete Veränderungen erleichtert.

Weitere Erkundungen sind mit dem Online-Tool möglich, den das *Kompetenznetzwerk Gesundheitscoaching* vertreibt. Hier können mit standardisierten Fragebogen Einschätzungen zu Burnout- Risiken und Stressbewältigung erarbeitet werden, die u. a. in Beziehung zu den erlebten Handlungsoptionen gesetzt werden können. Diese Intervention ist hilfreich bei noch ungeübter Selbstwahrnehmung der Kunden, die sie zu drastischen Fehleinschätzungen der gesundheitlichen Ressourcen führen kann. Sie stellt in dieser Situation eine fundierte, standardisierte Außenwahrnehmung zur Verfügung, mit der die eigene Wahrnehmung abgeglichen werden kann.

Erkundungs-„Aufgaben", wie Gespräche mit Partnern oder Mitgliedern der Ursprungsfamilie zu gezielten Fragen der Gesunderhaltung (z. B. zu familiären Traditionen im Umgang mit Gesundheit, Krankheit und Sterben) und Beobachtungsaufgaben zu Zufriedenheit, Stresserleben, Balancen etc. ergänzen die Erkundungen.

Die erste „Bewegung" in dem Scharmer'schen Ansatz nimmt die Erkundung von anregenden Möglichkeiten der Gesunderhaltung in anderen Lebenswelten und von „Kraftorten" für die Gesundheit hinzu.

4.5.2 Arbeitsschritte für die Standardthemen
Bewegung
a) Ausdauerbewegung
Es ist eines der wichtigen Kriterien für den Erfolg einer gesundheitsorientierten Entwicklung, ob es gelingt, in einem angemes-

senen Umfang Ausdauerbewegung aufzubauen (oder zu erhalten). Die konkrete Umsetzung von Ausdauerbewegung als gesundheitsorientierter Aktivität im Rahmen von Gesundheitscoaching wird hier exemplarisch illustriert. Das Vorgehen kann auch auf andere Themenfelder übertragen werden.

Die Heilkraft der Bewegung (Braumann 2004) ist inzwischen vielfach belegt (vgl. auch Pedersen a. Fischer 2007; Pedersen a. Saltin 2006; u. a.), die präventiven Effekte stehen außer Frage. Mit keiner anderen Gesundheitsaktivität können so vielfältige Wirkungen auf Körper und Seele und oft auf die sozialen Beziehungen erreicht werden wie mit Ausdauerbewegung – die zudem eine der zentralen Säulen der Stressbewältigung ist.

Im Gesundheitscoaching stehen meist die folgenden Fragen im Vordergrund:

- Wie ist die Ausdauerbewegung aufzubauen?
- Wie sind die notwendigen Zeitinvestitionen in die Lebens- und Arbeitsprozesse zu integrieren, und wie ist die Verbindung mit der sozialen Matrix herzustellen?
- Wie werden die begonnenen Aktivitäten durchgehalten?

Im ersten Schritt geht es um die Auswahl geeigneter Bewegungsarten. Optimal ist es, wenn an lebensgeschichtlich bewährte Gewohnheiten angekoppelt werden kann, wenn frühere sportliche Aktivitäten für die Ausdauerbewegung reaktiviert werden können. Die Ergebnisse einer guten bewegungsmedizinischen Diagnostik sind die Richtschnur für die Auswahl der Bewegungsart und für die Modalitäten (Dauer, Abstände …) des Aufbaus der Ausdauerbewegung. Oft sichert zudem ein bewegungspädagogisches „Anbrüten" den Aufbau angemessener Bewegungsabläufe und Bewegungstempi. Beides – Untersuchung und Bewegungspädagogik – unterstützen den Kunden darin, in der von ihm gewählten Bewegungsart die aktuellen Grenzen seiner Fitness einzuhalten, d. h., sich im Bereich der guten Versorgung mit Sauerstoff zu bewegen (aerober Bereich). Dies kann er am Beginn mit Hilfe der für ihn herausgefundenen Pulswerte selbst kontrollieren (Pulsuhr), bis er über seine Selbstwahrnehmung das angemessene Tempo einhalten kann.

Die Aufgabe des Coachs ist die Begleitung und Reflexion dieses Prozesses der Integration der Ausdauerbewegung. Er bahnt gegebenenfalls die Verbindungen zu dem bewegungsmedizinischen Check und/oder zu der bewegungspädagogischen Begleitung. Eine weitere Aufgabe kann es sein, sich zusammen mit dem Kunden zu bewegen (optimal Laufen oder Walken). Dies geschieht insbesondere unter zwei Gesichtspunkten:

1. Viele Kunden leben in Höchstleistungskontexten, d. h., sie beginnen die Ausdauerbewegung viel zu schnell und geraten deutlich in den Bereich der Untersättigung mit Sauerstoff (anaerober Bereich). Es gilt dann, die anfängliche Enttäuschung über die engen körperlichen Leistungsmöglichkeiten zu besprechen und eine reaktive körperliche Überforderung zu vermeiden.

2. Die Kunden können die Ausdauerbewegung dafür nutzen, ihre Achtsamkeit zu entwickeln. Sie werden während des Laufens angeleitet, ihre Aufmerksamkeit auf ihre Atmung und die Atembewegungen von Brustkorb und Bauch zu lenken oder auf die Qualitäten der sinnlichen Wahrnehmungen, auf die verschiedenen körperlichen Bewegungen, auf den Kontakt mit dem Boden, der Luft und mit Sonne und Regen. Das reichert die Ausdauerbewegung an, macht sie interessant und abwechslungsreich, fordert damit die Nachhaltigkeit und lädt gleichzeitig zu der Haltung der Achtsamkeit ein.

Da es bei den notwendigen Zeitinvestitionen für die Ausdauerbewegung fast immer „knirscht", ist der Coach hier als hilfreicher Begleiter gefragt. Geht man von drei Sequenzen der Ausdauerbewegung pro Woche aus, die jeweils 40 bis 60 Minuten umfassen, sind pro Woche etwa vier Stunden zu kalkulieren (inklusive Umkleiden, Duschen etc.). Der schrittweise Ausbau der Zeiten kann den Prozess der Abstimmung mit den anderen Lebensbereichen erleichtern. Hier kann der Coach mit einigen bewährten Regeln Ideen für die Umsetzung erzeugen:

- Klare, messbare Ziele erhöhen den Anreiz zu Regelmäßigkeit (Ausdauerzeiten, Häufigkeit ... nicht: Geschwindigkeit!).
- Mindestens eine gemeinsame Bewegungseinheit pro Woche mit Partner erleichtert den Einbau in die Lebenszusammenhänge.
- Regelmäßige Zeiten mit klaren Ersatzregeln sichern die Nachhaltigkeit.
- Klare Verankerung in den Kalendern erleichtert die Umsetzung.
- Je mehr Spaß an der Bewegungsart (oder an den dabei möglichen Meditationen, Kreativschleifen, Imaginationen ...) jemand hat, umso sicherer ist die Nachhaltigkeit.
- Je niedriger die Schwelle für den Start ist, umso eher findet er statt (gute Erreichbarkeit des Ortes, Sommer- und Wintertauglichkeit ...).
- Besser mit Übergangslösungen beginnen als gar nicht.
- Ausprobieren ist besser als Nachdenken und Weiterplanen.
- Verabredungen mit anderen sichern die Nachhaltigkeit durch Verbindlichkeit.

Arbeitsblatt zur Planung der Ausdauerbewegung

Die folgenden Fragen sollen als Anregung dafür dienen, möglichst dauerhaft eine Lösung für den zeitlichen Aufwand der Ausdauerbewegung zu finden:

- Welche Zeiten können Sie am leichtesten für Ihre Ausdauerbewegung einsetzen, welche Zeit steht ganz Ihnen zur Verfügung?
- Worauf können Sie zu Gunsten Ihrer Ausdauerbewegung am ehesten verzichten?
- Wie können Sie die Ausdauerbewegung mit anderen Zielen verbinden (z. B. mehr gemeinsame Aktivitäten mit Partner und/oder Kindern)?

Falls Sie beabsichtigen, die Zeit, die Sie mit Partnern oder Familie zubringen, einzuschränken:

- Wie gleichen Sie die Einschränkungen so aus, dass es langfristig tragbar ist?

Falls Sie beabsichtigen, Ihr berufliches Engagement einzuschränken:

- Wie stellen Sie sicher, dass die Tagesaktualitäten Sie nicht immer wieder einholen und Sie an der Bewegung hindern?
- Welche Verabredungen müssen Sie mit wem treffen?
- Welche Routinen (Terminplaner, Sekretariat, Sitzungszeiten ...) müssen Sie dafür einrichten, damit dies dauerhaft bleibt?

Falls Sie Ihren Schlaf einschränken wollen:

- Wie stellen Sie den Ausgleich sicher?

Falls ein Termin zur Ausdauerbewegung „platzt":

- Wie können Sie Ausweichmöglichkeiten für Ihre Bewegungsaktivitäten vorsehen?

Wenn Sie sich für die günstigsten Zeitfenster entschieden haben:

- Wen müssen Sie wie darüber informieren?
- Welche Absprachen sind für diese Zeitfenster zu treffen?
- Welche Absprachen sind für den Ausgleich an anderer Stelle zu treffen?
- Wenn die Zeitorganisation Ihrer Arbeitswoche nur unregelmäßige Terminplanungen zulässt:
- Welche Zeitfenster kommen für Ihre Ausdauerbewegung in Frage?
- Welche Absprachen müssen Sie mit wem treffen?
- Welche Ankoppelungen Ihrer Bewegungsaktivitäten an einen regelmäßigen „Kern" Ihrer Arbeitswoche sind möglich?
- Wie können Sie Ihre Hilfssysteme (Terminplanung, Sekretariat ...) für diesen Zweck einsetzen?

Der Coach wird von den Kunden gerade bei der Ausdauerbewegung häufig eingeladen, „innere Schweinhunde" überwinden zu helfen. Die Erfahrung zeigt, dass diese Tiere weder dressiert noch verjagt oder geschlachtet werden können. Es bleibt nur, ihnen eine Aufgabe, einen neuen Fressnapf zu geben. Innere Schweinehunde können wichtige Funktionen übernehmen, z. B. als Schutz vor zu hoher körperlicher Beanspruchung, als Mahner für anstehende Ruhephasen etc. Es gilt also, ein liebevolles Verhältnis zu ihnen aufzubauen – und sie gelegentlich zur Ausdauerbewegung mitzunehmen.

Die Ausdauerbewegung wird im Gesundheitscoaching mit der Haltung der Achtsamkeit verbunden. Ziel ist es, die Selbstwahrnehmung so zu entwickeln, dass zukünftig das Bedürfnis des Organismus nach regelmäßiger Bewegung wahrgenommen wird und dass die angemessene Dauer und Intensität der Bewegung weitgehend aus der Selbstwahrnehmung heraus reguliert wird. Gelegentliches „Nachjustieren" mit der Pulsuhr kann die Selbstwahrnehmung weiter schärfen. Dazu dienen die genannten Anleitungen zur Wahrnehmung während der Bewegung und der Hinweis, dass es lohnt, mindestens einmal während der Bewegungssequenz gezielt in einen Zustand der inneren Stille zu kommen. Dies gelingt am leichtesten durch die Konzentrierung der Aufmerksamkeit auf die Atembewegungen.

b) Alltagsbewegung

Neben der Ausdauerbewegung spielt der Ausbau der Alltagsbewegung eine entscheidende Rolle. Die Menge der Bewegung insgesamt ist ein entscheidender Parameter zur Reduktion von Risikofaktoren. Das schon erwähnte Pedometer kann hier als Orientierung genutzt werden. Der Ausbau der Alltagsbewegung folgt den populären Empfehlungen, die Treppe statt des Fahrstuhls zu nutzen, die Wege von und zu der Arbeit regelmäßig mit einer körperlichen Bewegung zu verbinden (ganz oder teilweise mit Fahrrad fahren oder zu Fuß gehen). Es lohnt sich, mit dem Kunden konkrete Möglichkeiten zu erkunden und mit dem Controlling des Pedometer umzusetzen. Insbesondere in Situationen, in denen

Kunden sich vorübergehend nicht in der Lage sehen, ihre Ausdauerbewegung umzusetzen oder durchzuhalten, bieten sich hier Ansätze für einen kleinen Ausgleich.

Ernährung

Das Thema Ernährung wird im Gesundheitscoaching nicht unter der Perspektive von Diäten oder mit Programmen zur gezielten Umstellung von Ernährungsverhalten bearbeitet – das geschieht im Bedarfsfalle durch fachkundige Kooperationspartner. Die Ernährung ist im Gesundheitscoaching ein konkretes Erkundungsfeld im Hinblick auf die achtungsvolle Beziehung des Kunden zu seiner Umgebung und darauf, was er seinem Organismus zumuten soll. Die Arbeit im Gesundheitscoaching folgt auch hier den Grundprinzipien der Achtsamkeit, die im Folgenden für die Begegnung des Organismus mit den Lebensmitteln konkretisiert werden.

Bedeutsam sind besonders drei Aspekte:

1. die Mahlzeit als soziales Ereignis
2. die Achtsamkeit und die (Wieder-)Entwicklung der Fähigkeiten der Selbstregulation
3. die Logistik der Lebensmittelbeschaffung und -zubereitung als Teil des gesundheitsorientierten Lebensstils.

1. Die Mahlzeit als soziales Ereignis

Die Entwicklung von Mahlzeiten: In den meisten Kulturen begegnen sich Mensch und Nahrung bei der Mahlzeit. Das Essen zu einem festgelegten Zeitpunkt (Mahl + Zeit) und in einer definierten Gruppe prägte das Sozialleben vieler Gesellschaften über Jahrhunderte. Die Verzehrsituationen haben eine große Fülle unterschiedlicher Ausprägungen. Historisch lässt sich ein Bogen schlagen von den Sammlern, die das, was sie fanden, gleich verzehrten, über die Jäger, die das erlegte Wild zubereiten mussten und es gemeinsam aßen, weiter über die kulturell elaborierteren Formen der Mahlzeiten bis hin zu den Chips und Pommes der Gegenwart, die wieder an das spontane Verzehren der Sammler erinnern (vgl. Hirschfelder 2005).

Die gemeinsame Mahlzeit ist für die Gestaltung von Gesundheit ein ergiebiger Rahmen zur bewussten Verdichtung von sozialen Ereignissen und Gesunderhaltung. Im Kontext von Betrieben werden heute noch mit fett-pampigem Kantinenessen ganze Belegschaften in ein zweistündiges Koma gelegt. Die Alternative wären gemeinsame Mahlzeiten in einer schönen Atmosphäre, bei der die verzehrten Lebensmittel die Energien für den Nachmittag fördern. Bislang sind individuelle Lösungen der Tagesversorgung nötig z. B. durch mitgebrachte Lebensmittel oder gemeinsame Mahlzeiten in Teams. Im privaten Umfeld gelingt das natürlich leichter: Die eingespielten Gewohnheiten können auf Optimierungen untersucht und dann gezielt verändert werden.

Der „eindimensionale Mensch" (Hirschfelder 2005, S. 256, mit Bezug auf Herbert Marcuse) hat sich auf wenige „Geschmacksinseln" zurückgezogen, auf das standardisierte Mahl, das ihm als Convenience-Produkt aus der Fabrik angeboten wird. Der Konsum von Fertiggerichten boomt, die Verzehrgewohnheiten gleichen sich an, kulturelle Unterschiede nehmen ab. Zusammen mit dem verbreiteten Glauben an Diätenpäpste führt das zu einem Verlust der eigenen Ernährungshoheit und zum Ausblenden der natürlichen Regulationen. Das Zubereiten von Mahlzeiten wird verlernt, und auch in der Schule werden Mahlzeiten kaum im Unterricht vor- oder zubereitet. Man spricht von der Entfremdung des Menschen von seinen Nahrungsmitteln, die eigentlich seine Lebensmittel sein sollten („Wir lieben Lebensmittel": der geniale Werbespruch einer Supermarktkette). Ein Ausstieg aus diesen Gewohnheitsschleifen ist der Einstieg in die gesundheitsorientierten Veränderungen der Ernährung.

Menschen verfügen im Hinblick auf die Nahrungs- und Flüssigkeitsaufnahme über die Fähigkeiten der Selbstregulation: Was, wann und wie viel zu essen ist, vermeldet der Organismus über den Appetit, über die zahlreichen Sinnesorgane und über die Reaktionen auf das, was ihm „einverleibt" wurde. Allerdings sind diese Fähigkeiten der Selbstregulation oft verschüttet. Die archäologische Freilegung kann Teil des Gesundheitscoachings sein.

Die Antwort auf die Frage „Welches Essen ist gesund?" verweist auf eine Grundregel: Verlassen Sie sich auf sich selbst, schulen Sie die Wahrnehmung für das, was Ihnen guttut.

Besser als jede Diät ist die Wiederherstellung dieser Fähigkeiten unseres Organismus, und: Jede Diät ist nur so wirksam, wie es gelingt, diese Kompetenz zu aktivieren. Der Weg durch den Diätendschungel wird durch die Achtsamkeit für die Sprache des eigenen Organismus gewiesen.

Die Botschaft lautet: Lernen Sie wieder die Sprache Ihres Organismus – sie ist Ihre Muttersprache!

2. Die Achtsamkeit und die (Wieder-)Entwicklung der
Fähigkeiten der Selbstregulation

Im Gesundheitscoaching kommt es also darauf an, für die Selbstregulation der Ernährung konkrete Schritte zu entwickeln. Dafür haben sich vier Zugänge bewährt.

a) Die Wiederherstellung der Aufmerksamkeit für Hunger und
Sättigung

Hunger- und Sättigungsgefühle sind die Regulatoren für Zeit und Menge der Nahrungsaufnahme. Viele Ernährungsgewohnheiten schalten diese Regulatoren aus, d. h., sie müssen bewusst wieder reaktiviert werden. Dafür brauchen Coachingkunden oft Anleitungen, z. B. die Empfehlung, durch kurze Pausen vor und während der Mahlzeit nachzuspüren, welches Bedürfnis der Organismus gerade signalisiert.

Häufig wird das „Durst"-Signal des Körpers mit dem „Hunger"-Signal verwechselt. Es lohnt sich deshalb immer, dem Organismus zunächst Flüssigkeit (Wasser) anzubieten und zu überprüfen, ob das gemeint war.

Weiter gilt es zu beachten, dass unter Stressbedingungen die Hunger-Sättigungs-Regulation stark eingeschränkt ist. Das Essen wird „vergessen", die folgende Unterzuckerung löst Heißhunger und ungezielte Aufnahme von Keksen aus mit der Folge von Überzuckerung, Gegenregulation, Unterzuckerung, erneutem Heißhunger etc. Darauf wird der Kunde hingewiesen. Die Lösung: Unter Stressbedingungen muss für eine regelmäßige und ausgewogene Mahlzeiten bewusst gesorgt werden.

b) Die Wiederherstellung der Türhüterfunktion
Das Essen ist ein höchst intimer Vorgang, da dabei Fremdkörper die Außen-innen-Grenze überschreiten, was der Begriff des „Einverleibens" illustriert. (Dieser Vorgang ist vergleichbar mit der Intimität der Sexualität, wo man – meist – eine wesentlich höhere Achtsamkeit walten lässt.) Die Natur hat für den erforderlichen Schutz alle Sinne um den Mund herum konzentriert. Sie stellen eine Art Türhüter dar:

- das Sehen („Die Augen essen mit")
- der Geruch, der Geschmack
- die Hautsensibilität um den Mund und in der Mundhöhle
- die Muskelsensoren der Kaumuskulatur
- das Gehör (überwacht die Geräusche, die das Kauen verursacht).

Die Wiederherstellung der Türhüterfunktion meint, sich diesen Sinnen zu widmen und ihnen wieder die ursprünglichen Funktionen zukommen zu lassen. Auch hierbei brauchen Kunden oft Anleitungen wie etwa die Empfehlung, gelegentlich mit bewusstem, langsamem Essen von Gemüsestücken, Rosinen, Brot etc. zu experimentieren und mit offenen Sinnen dem Geschehen nachzuspüren.

c) Der geschulte Appetit
Tiere (und auch Menschen) „wissen", was ihnen guttut, was sie wie verzehren sollten. Es gibt in der Natur keine verfetteten Mäuse. Letztlich teilt jeder Organismus dieses Wissen mit, wenn es gelingt, die Sprache wieder zu verstehen. „Appetit auf …" ist die Steuerung des Bedarfs an bestimmten Lebensmitteln, ist der Hinweis darauf, was gerade benötigt wird. Allerdings ist gerade der Appetit oft schwer zu deuten, weil er sich aus vielen Quellen speist:

- aus den Ernährungsgewohnheiten und Familientraditionen („Futtern wie bei Muttern")
- aus der Gewöhnung an künstliche Gewürze und Aromen und die dadurch angeregten Wiederholungsbedürfnisse
- aus schlechten Angewohnheiten
- und letztlich eben auch aus einem Bedarf des Organismus an bestimmten Lebensmitteln.

Man kann von einem „geschulten Appetit" sprechen, wenn die Unterscheidung wieder gelingt, aus welcher Quelle sich die Lust gerade speist, und wenn die Signale für Hunger, Durst und Sättigung wieder präsent sind. Der geschulte Appetit ermöglicht eine Leitorientierung für die Auswahl an Inhalt und Menge von Lebensmitteln.

Die Kunden sollen nach dem Essen den Appetit durch die Wirkungen der verschiedenen Lebensmittel bewusst erkunden. Durch diese Feedbackschleife wird das Lernen möglich:

- Was tut gut, was gibt Energie?
- Was macht den Kopf klar, was macht müde und träge?
- Was macht gute Stimmung, was lässt schlechte Laune entstehen?
- Was löst körperliche Missempfindungen aus (Völlegefühle, Bauchkneifen, Übelkeit …)?
- Was regt die Verdauung gut an, was stört die Verdauung?
- Was schmeckt gut nach? Was gibt einen „üblen Nachgeschmack"?

Die Erkundung des Appetits kann verbunden werden mit der Verbreiterung des Wissens über die Möglichkeiten und Varianten von Ernährung.

d) Die Motivation durch die Klärung der Sinnfrage
Die bei Veränderungen von Ernährungsstil und eingespielten Ernährungsgewohnheiten oft erforderliche Willenskraft und Disziplin sind abhängig von:

- der Sinnhaftigkeit (analog zur Frage „Wozu will ich gesund bleiben?" regt auch die Frage „Wozu will ich mich gesund ernähren?" zu tragfähigen Sinnbeschreibungen an)
- einer Entscheidung
- der gelingenden Achtsamkeit bei den Mahlzeiten
- der Nachsicht bei „Ausnahmen".

... und neben den vier Zugängen: Bewegung. Regelmäßige Ausdauerbewegung erleichtert es dem Organismus, die Nahrungsaufnahme selbst zu regulieren.

Es gilt die Formel:

Achtsame, gesundheitsorientierte, lustvolle Ernährung
+ Ausdauerbewegung im sauerstoffgesättigten Bereich
= selbstorganisierte Regulation von Art und Menge der verzehrten Lebensmittel.

3. Die Logistik der Lebensmittelbeschaffung und -zubereitung als Teil des gesundheitsorientierten Lebensstils

Da es im Gesundheitscoaching um die Gestaltung der Lebensprozesse geht, ist die Frage, wie eine gesundheitsorientierte Ernährung zu bewerkstelligen ist, beispielhaft für die Umsetzung auf einer ganz alltäglichen Ebene. Meist wird „gesunde Ernährung" verbunden mit der Idee von aufwendigen und zeitintensiven Beschaffungsaktionen. Auch die Zubereitung wird im Rahmen eines schmalen Zeitbudgets für nicht umsetzbar gehalten. Dabei ist es oft erstaunlich, festzustellen, wie stark das Wissen über die alltägliche Lagerung und Zubereitung von Lebensmitteln abgenommen hat – trotz des gleichzeitigen Trends zu den elaborierten Kochkünsten (die sich im Fernsehen so appetitanregend verfolgen lassen).

Es hat sich im Gesundheitscoaching bewährt, die Idee der Logistik einzuführen: Das meint, dass es darauf ankommt, sich das Wissen über die alltagstauglichen Prozesse der erzeugernahen Beschaffung, der angemessenen Lagerung und der Zubereitung von Lebensmitteln zu erarbeiten. Erst dadurch kann die bisherige Logistik (Supermarkt – hoher Anteil an Fertigprodukten – Aufwärmen „leerer" Nahrungsmittel) verändert werden.

Oft sind Kunden erstaunt, wenn sie bei ihren Recherchen auf sehr einfache Wege der Beschaffung stoßen (Anlieferung von Gemüsekisten, Bauernmärkte u. Ä.) und feststellen, wie lustvoll diese Beschaffung gestaltet werden kann. Für die Lagerung und für die Zubereitung genügt oft die Freude am Experimentieren mit Versuch und Irrtum dafür, sich funktionierende Wege zu entwickeln. Angemessenen Ratgeber gibt es zu diesen Alltagsfragen (noch) kaum. Letztlich geht es um pragmatische Fragen, bei denen man Nichtwissen kaum zugeben mag:

- Wo kann ich in meiner Region Gemüse und Obst, Fisch und Fleisch erzeugernah erwerben?
- Welches Gemüse, welches Obst kann ich aufbewahren, welches ist bald zu verbrauchen?
- Wie bewahre ich welche Lebensmittel so auf, dass sie sich einige Tage halten?
- Wie bereite ich welche Lebensmittel so zu, dass der volle Wert erhalten bleibt?
- Welche Fette, welche Öle benutze ich wofür und wie?
- Welche vollwertigen Mahlzeiten lassen sich zeitsparend wie zubereiten?

Mit den hier zusammengetragen Zugängen zum Thema Ernährung kommt man im Gesundheitscoaching sehr weit – ohne sich auf das „Glatteis" von Diäten zu begeben. Übergewichtige Kunden brauchen oft eine Fachberatung und gegebenenfalls für eine Übergangszeit die Leitplanken einer gezielten Ernährungsumstellung unter fachlicher Anleitung. Ein solcher Prozess wird dann in das Gesundheitscoaching einbezogen und mit den übrigen Themen abgeglichen.

Auf den beschriebenen Wegen erarbeiten sich die Kunden eine deutlich lust- und genussbetonte Veränderung ihres Lebensstils, die stark die Gesundheitsorientierung auch in den anderen Feldern prägen kann.

Entspannung

Viele Kunden erwarten auf Grund ihres hohen Anspannungs-grades und der damit oft verbundenen Schlafstörungen konkrete Hilfestellungen bezüglich ihrer Fähigkeit, für ihre Muße und Er-holung in einen Zustand der Entspannung zu kommen. Es bietet sich dazu einerseits die Möglichkeit, dass der Coach selbst die ent-sprechende Expertise erwirbt, um die Kunden fachgerecht in Ent-spannungsverfahren anleiten zu können. Oder er stellt Informati-onen zur Verfügung über die Möglichkeiten verschiedener Ent-spannungsverfahren, zwischen denen die Kunden wählen können. Viele Kunden kommen gut mit der Entspannung durch die Fokus-sierung auf die Atmung (entsprechend dem Body Scanning, vgl. Kabat-Zinn 2001) und mit der Muskelentspannung nach Jacob-sen zurecht.

Die Grundform der Atementspannung ist relativ leicht zu er-lernen, zeigt bald Effekte und ist auch im Alltag in angespannten Situationen einzusetzen („Dreimal tief durchatmen"). Die Mus-kelentspannung wird über die bewusste Anspannung der Musku-latur und das anschließende „Loslassen" angeregt, so dass die Entspannung unmittelbar mit einem Wärmeempfinden verbun-den werden kann. Da sich die Muskulatur stressbedingt ohnehin meist in einer Grundanspannung befindet, koppelt diese Entspan-nung gut an das unmittelbare Körpererleben an.

Gute Erfahrungen gibt es ebenfalls mit Yoga und Tai-Chi u. Ä., wenn es gelingt, die dafür notwendigen Zeitinvestitionen regelmä-ßig zu erbringen. Dann sind auch die Termine, die durch Kurse oder durch einen Personal Trainer gesetzt sind, gute Markie-rungen für den Entwicklungsprozess.

Entspannung ist mit Entschleunigung verbunden, die einem „Ich will entspannen, und zwar sofort" gegenläufig ist. Insofern ist die Anleitung zur Entspannung auch eine Arbeit an den zeit-lichen Grundmustern des Kunden.

Schlaf

Störungen des Schlafes sind oft die ersten Signale, die eine ungüns-tig ausbalancierte Lebens- und Arbeitssituation anzeigen. Allerdings haben Schlafstörungen ihre Tücken. Sie müssen einerseits ernst genommen werden, weil der menschliche Schlaf wichtige Funktionen der Gesunderhaltung und der Lernfähigkeit sichert. Andererseits werden Schlafstörungen oft „versehentlich" ausgelöst. Etwas verkürzt, könnte man formulieren: Die häufigste Ursache für Schlafstörungen ist die Idee, an einer Schlafstörung zu leiden. Die Idee der Störung, verbunden mit den Versuchen, wieder einzuschlafen, und der Furcht, am nächsten Tag nicht ausreichend leistungsfähig zu sein, löst durch die dadurch ausgeschütteten Stresshormone eine Schlafstörung aus. Da viele Eigenarten des menschlichen Schlafes den Kunden unbekannt sind, werden sie als Störungen des Schlafes interpretiert – und erst dadurch wird eine Schlafstörung erzeugt.

Ein erster wichtiger Schritt ist es oft, den Informationsstand der Kunden zu aktualisieren. Dazu gehören insbesondere Informationen über die Veränderung der Schlafcharakteristika jenseits etwa des 40. Lebensjahres. Die dann natürlichen Veränderungen der Tiefschlafphasen werden oft als Störung des Schlafes bewertet. Andere Informationen, z. B., dass Menschen während ihres Schlafes häufig wachwerden, dass in bestimmten Phasen der Nacht biochemisch eine depressive Stimmungslage erzeugt wird, die Gedankenkreisen erzeugt und nicht für Versuche der Lösung von Problemen geeignet ist, dass die Tiefschlafphasen am Beginn des Nachtschlafs sichergestellt werden sollten etc., können einen erheblichen Teil der Schlafstörungen „heilen" (vgl. Zuley u. Knab 2000, 2002).

Trotzdem bleiben bei einzelnen Kunden ernsthafte Störungen des Nachtschlafs. Dabei gilt die Regel, dass sich eine Schlafstörung erst an der Müdigkeit und Erschöpfung im Tagesverlauf zeigt. Wenn umgekehrt trotz eines subjektiv ungestörten Schlafs Müdigkeit und Erschöpfung erlebt werden, kann es sich um eine ernsthafte Schlafstörung, die Schlafapnoe, handeln, also nächtliche Aussetzer der Atmung. Da diese Störung mit hohen gesundheitlichen Risiken verbunden ist, sind ärztlicher Rat und gegebenenfalls die Untersuchung in einem Schlaflabor dringend angezeigt und vom Gesundheitscoach zu empfehlen.

Subjektiv gestörter Schlaf, verbunden mit Müdigkeit und Erschöpfung am Folgetag, ist eine Konstellation, die im Gesundheitscoaching zu ausführlichen Erkundungen der Lebens- und Arbeitszusammenhänge Anlass gibt. Meist wird in entsprechenden Fällen die Arbeitsbelastung als andauernd zu hoch erlebt, die Handlungsspielräume als zu gering, die Verantwortung als unangemessen umfangreich usw. Hinzu kommen Tagesabläufe mit zu vielen Stunden Arbeitszeit, meist ohne Pause. Innere Haltungen führen dazu, dass die Arbeitsthemen bis in den späten Abend intensiv im Kopf weiter bewegt werden, ein klar markierter Übergang in den privaten Bereich findet nicht statt. Diese Aspekte zeigen umgekehrt, was man tun müsste, wenn man noch einen guten, ungestörten Schlaf hat und eine Schlafstörung bekommen möchte – was oft eine humorvolle Variante des Reflexionsprozesses mit dem Kunden sein kann. Es lassen sich auf diesem Weg deutliche Hinweise für die Handlungsspielräume zur Verbesserung des Schlafs bestimmen. Insbesondere wird klar, dass die Gestaltungen des Tages und des Abends entscheiden, wie die Qualität des nächtlichen Schlafes sein wird.

Für die Schlafqualität ist oft von hoher Bedeutung, wie der Übergang zwischen der Arbeitswelt und der privaten Welt gelingt – also das berühmte „Abschalten". Damit ist gemeint, dass sich Gefühl und Geist im privaten Umfeld nicht mehr mit beruflichen Problemen plagen, sondern sich anderen, interessanten und/oder entspannenden Themen zuwenden sollen. Dazu sind zwei Schritte wichtig:

a) Es braucht für viele einen bewusst gestalteten Übergang in die private Welt, ein Ritual. Das kann beim Verlassen des Büros, bei der Ausfahrt aus dem Werksgelände, beim Parken im Carport, bei einer „Extrarunde" um das Haus vor dem Eintritt usw. durch ein kurzes Innehalten und eine Konzentration auf das, was jetzt kommt, erfolgen.

b) Man kann sich nicht vornehmen, nicht an die Arbeit zu denken, ohne an sie zu denken – mit den entsprechenden emotionalen und körperlichen Reaktionen. Abschalten ist also immer die bewusste Ausrichtung der Aufmerksamkeit auf das „Stattdessen", auf etwas, das die Aufmerksamkeit bindet: das Spiel mit den Kindern, den entspannten Tee mit dem Partner, das Hobby, die Planung des Kurzurlaubs etc.

Die meisten ernsten Störungen des Schlafes lassen sich durch die Veränderung von Tagesabläufen und mit dem Einplanen von Erholungsphasen, durch die bewusste Gestaltungen der Übergänge, die bewusste Ausrichtung der Aufmerksamkeit im privaten Umfeld und durch den Einsatz von Entspannungsmethoden zumindest deutlich mildern. Zusätzlich werden im Gespräch die guten eigenen Erfahrungen mit der Beseitigung früherer Phasen von Schlafstörungen erkundet. Zahllose Tipps und Tricks aus den Erfahrungsschätzen der Mitmenschen bieten weitere Anregungen.

Der Gesundheitscoach sollte den Kunden vermitteln können, dass chemische Hilfsmittel (Schlafmittel, Alkohol) immer die natürliche Schlafarchitektur beeinflussen und damit nur vorübergehende Stützen sein können. Schlafmittel können nur ganz begrenzte Wochen unter enger ärztlicher Überwachung eingenommen werden und erzeugen beim Absetzen Schlafstörungen als Entzugssymptom. Da wird also der Teufel mit dem Beelzebub ausgetrieben. Pflanzliche Schlafmittel sind da günstiger. Entspannend wirkende Antidepressiva gehören in die Hand des Facharztes.

Hartnäckige Schlafstörungen können das Leistungsniveau von Kunden deutlich beeinträchtigen. Hier wird der Coach die Unterstützung fachkundiger Ärzte, möglicherweise auch eines Schlaflabors einbeziehen. Auch für diesen Fall gilt, dass dem Verweis an zusätzliche Fachleute die anschließende Integration der Ergebnisse in den Coachingprozess folgt.

In einigen Unternehmen hat sich ein Wettbewerb entwickelt, wer mit dem wenigsten Schlaf auskommt. Dies wächst sich dann zur Unkultur nächtlicher Sitzungen aus, bei denen mit hohen Fehlerquoten zu rechnen ist – was weitere Arbeitsprozesse auslöst. Und: Zu wenig Schlaf macht dumm, weil eine wichtige Funktion des Schlafes unterbunden wird: die „Aufräum- und Sortierarbeiten" des Gehirns. Die nächtliche Arbeit des Gehirns im Schlaf führt zu einer deutlichen Verbesserung der Fähigkeit zur Lösung komplexer Fragen, was sicher jeder schon erlebt hat, dem Lö-

sungen für knifflige Themen morgens unter der Dusche einfallen
(„Den Seinen gibt's der Herr im Schlaf"). Entsprechende For-
schungsergebnisse haben kürzlich Born und Kraft (2004) vorge-
legt.

4.6 Spezifische Fragestellungen

Spezifische Anliegen im Gesundheitscoaching stammen meist aus
folgenden Themenkomplexen:

- körperliche Erkrankungen und Leistungsfähigkeit
- alternsgerechte Arbeits- und Leistungsgestaltung
- Ausscheiden aus der aktiven beruflichen Lebensphase.

4.6.1 Gravierende Erkrankungen und Leistungsfähigkeit

Körperliche und seelische Erkrankungen erfordern auch nach
weitgehender Ausheilung und bei guter medizinischer Behand-
lung oft eine sekundärpräventive Veränderung des Leistungszu-
schnitts. Die sich daraus ergebenden Fragen sind jeweils im betrieblichen Gesundheitsmanagement in enger Zusammenarbeit
mit den behandelnden Ärzten zu lösen. Es bleiben für das Gesundheitscoaching allerdings die zahlreichen Fragen, die durch
eine Neuorientierung ausgelöst werden. Die Lebensbalancen und
Sinnfragen sind neu zu ordnen, damit die Impulse der veränderten Situation aufgegriffen werden können. Die Bearbeitung
dieser zentralen Fragen ist dann Teil der Entwicklung eines umfassenden gesundheitsorientierten Lebensstils mit den hier dargestellten Strategien und Methoden.

Folgende Fragen sind von Bedeutung:

- Wie geht ein betroffener Kunde mit seinen Einschränkungen,
  seinen Leistungsmöglichkeiten und den Leistungsanforderungen um, wie mit den Risiken?
- Wie wird die Erkrankung bewertet, und welche Konsequenzen ergeben sich daraus?
- Ist die neue Lebenssituation „stimmig", d. h., wie hat sich

eine neue Beschreibung der Sinnhaftigkeit des Lebens entwickelt, und welche Handlungs- und Gestaltungsmöglichkeiten werden gesehen?

- Welche Zukunftsperspektiven sind entwickelt worden?
- Welche Wege der Gestaltung der weiteren Gesunderhaltung werden beschritten?

Krankheitsbedingte Einschnitte sind für Leistungs- und Verantwortungsträger meist nur schwer als eigenes Schicksal anzunehmen. Es wird oft versucht, alle Routinen aufrechtzuerhalten und so zu tun, als ob nichts geschehen sei (das geht bis zur Teilnahme an Vorstandssitzungen zwischen chemotherapeutischen Infusionen).

Im Gesundheitscoaching kann der oft schmerzhafte Prozess begleitet werden, sich aus einer Lebensphase zu verabschieden, um sich für eine veränderte Phase des Lebensprozesses zu öffnen. Die Hürde dabei ist, eine ehrliche Bilanz zu ziehen, die natürlich auch deutlich machen kann, dass in den vergangenen Jahren bzw. Jahrzehnten auf wichtige Lebensfelder zu Gunsten beruflicher Entwicklungen verzichtet worden ist (Erleben des Aufwachsens der Kinder, Hobbys, Lebensträume etc.). Das Risiko ist, dass rückblickend der Preis des Verzichts zu hoch erscheint für das, wofür er „unter dem Strich" geleistet worden ist. Im günstigen Fall entstehen in diesen Prozessen fundierte und nachhaltige Lebensveränderungen. Bei dieser Thematik ist es meist sinnvoll, die Lebenspartner beim Coachingprozess hinzuziehen.

4.6.2 Alternsgerechte Arbeits- und Leistungsgestaltung

Das Thema der alternsgerechten Arbeits- und Leistungsgestaltung steht erst am Beginn von angemessenen Lösungen in Organisationen und Unternehmen. Zukünftig werden die demografischen Entwicklungen eingreifende Umstellungen vieler Arbeitsprozesse erfordern, damit die Potenziale der Leistungsträger entsprechend ihren Leistungsmöglichkeiten angemessen eingesetzt werden können. Menschen mit 55 Jahren können nicht dauerhaft die gleichen Leistungen im gleichen Umfang und Tempo erbringen wie 35-Jährige. Sie haben andere Fähigkeitsprofile, die aus Erfahrung, Umsicht und Wissen resultieren, die sich aber oft noch nicht in den Arbeitsprozessen abbilden und damit verlorengehen (alternstypischer Leistungswandel).

Da flächendeckende Lösungen nicht in Sicht sind, werden diese organisatorischen Fragestellungen meist noch zu individuellen Anliegen und Problemen, die Menschen in ein Coaching führen. Sie erleben sich als erschöpft, bemerken einen größer werdenden Erholungsbedarf, beklagen die eingeschränkte Flexibilität und fürchten, den Anschluss zu verlieren.

Wichtig ist es, diese Themen vor dem Hintergrund der organisatorischen Zusammenhänge zu betrachten, damit nicht die Idee individueller Unfähigkeiten erzeugt (oder weiter genährt) wird. Dabei müssen auch alle Veränderungsoptionen des Aufgabenzuschnitts und andere organisatorische Möglichkeiten durchgespielt und ausgelotet werden. Gelegentlich werden dadurch auch Impulse in ein Unternehmen gegeben, sich mit dieser Thematik zu befassen, insbesondere wenn das Risiko gesehen wird, dass die unverzichtbaren Leistungsträger „ausbrennen". Es bleibt meist doch noch die individuell zu lösende Frage, wie bei gegebenen Rahmenbedingungen Wege gefunden werden können.

Der Arbeitsprozess im Gesundheitscoaching hat bei diesen Fragestellungen mehrere Stationen:

- Klärung des Leistungsprofils und der erlebten Veränderungen und der Grenzen
- Reflexion der konkreten individuellen Perspektiven der verbleibenden Lebensarbeitszeit vor dem biografischen Bogen des „Woher?" und „Wohin?": Ziele, Karrierewünsche, inhaltliche Optionen, tragfähige Sinnhaftigkeit und Lebensbalancen etc.
- Entwicklung von kurz-, mittel- und langfristigen Perspektiven; kurzfristig: konsequente Veränderung der individuellen Arbeitsstruktur mit Verlängerung der Erholungszeiten, zusätzlich Entspannungsverfahren, gezielte Stressbewältigung, „Abschalten", notfalls befristeter Ausstieg; mittel- und lang-

fristig: Veränderung der Arbeits- und Themenfelder im organisatorischen Kontext oder auch Wechsel des Kontextes, gegebenenfalls Neuausrichtung der Karriere

- Optimierung der Gesundheitsorientierung im Lebensstil (Ernährung, Entspannung, Schlaf)
- altersangemessener Erhalt der Leistungsfähigkeit durch Ausdauerbewegung, gezieltes Körpertraining, mentale Herausforderungen etc.

Diese Arbeitsschritte lassen sich in viele der dargestellten Vorgehensweisen des Gesundheitscoachings einpassen.

4.6.3 Ausscheiden aus der aktiven beruflichen Lebensphase

Der Übergang von der aktiven beruflichen Lebensphase in die
„Ruhestand" genannte Phase birgt besondere gesundheitliche Risiken. Hintergrund ist die sehr starre Dreiteilung von Lebensprozessen in unserer Kultur, die nach Schule bzw. Ausbildung und
Berufstätigkeit den Ruhestand vorsieht. Hier herrscht eine weitgehende Armut an Gestaltungsfantasien im Hinblick auf „flüs-
sigere" Lebensübergänge.

Die besonderen Herausforderungen stellen sich dadurch, dass
ein hohes berufliches Engagement oft bis zuletzt das wesentliche,
sinngebende und strukturierende Element des Lebensprozesses
bleibt. Im Übergang kann dann alles „wie ein Kartenhaus" zusam-
menstürzen. Besonders heikel wird die Situation, wenn die Lebensentwürfe keine tragfähigen inneren Bilder für die Zeit jenseits
des Übergangs enthalten, wenn also keine Bilder des Altwerdens
abrufbar sind. Das Lebensskript scheint dann zu Ende zu sein –
mit den entsprechenden Risiken für Lebensenergie und Gesundheit. Das immer wieder formulierte Ansinnen, sich mit seinem Unternehmen zu identifizieren (statt von Loyalität zu sprechen), ist
unter dieser Perspektive lebensgefährlich. Das gilt insbesondere
dann, wenn in dem Unternehmen keine Kultur würdiger und an-
erkennender Abschiede gelebt wird.

Bei dieser Thematik steht zunächst der fundierte Rückblick auf
die eigene berufliche Tätigkeit im Vordergrund, der Blick auf das,

was das Engagement gelohnt hat, was der persönliche Gewinn der konkreten Tätigkeiten war. Dieser wertschätzende Rückblick öffnet die Möglichkeiten für den Abschied. Im weiteren Prozess geht es um die Erarbeitung einer tragfähigen Perspektive für die Gestaltung der nächsten Lebensphase: Hier ist viel Fantasie gefragt, durch die der Rückgriff auf biografisch verankerte Ansätze, auf Unvollendetes und auf das soziale Umfeld angereichert werden kann. Allerdings zeigt die Erfahrung, dass es wichtig ist, möglichst bald „ins Handeln" zu kommen – denn Reflexionsschleifen haben die Tendenz, sich zu verselbständigen und zu kreisförmigen Bewegungen des Abwägens möglicher Optionen zu führen. Wesentliche Elemente der Erarbeitung einer tragfähigen Perspektive sind das „probeweise" Handeln, das konkrete Erkunden von Optionen und das Sammeln von Erfahrungen. Die drei Bewegungen aus dem Ansatz von Scharmer (s. 4.3.5) bieten ein gutes Grundmuster für den Prozess.

Die vielfältigen Möglichkeiten des Gesundheitscoachings zur Anregung eines gesundheitsorientierten Lebensstils sind in dieser Lebensphase präventiv von hoher Bedeutung.

Die Auseinandersetzungen mit der Thematik des Übergangs sollte optimalerweise schon ein bis zwei Jahre vor dem konkreten Zeitpunkt des Übergangs beginnen. Es lassen sich dann die weiteren Entwicklungen mit größerer Gelassenheit und mit mehr Gestaltungsspielräumen angehen. Häufig ist jedoch das entsprechende Anliegen der Kunden eher kurzfristig und braucht dann sehr verdichtete Interventionen.

4.7 Ansätze zur Verstetigung des gesundheitsorientierten Lebensstils

In diesem Abschnitt sollen noch einmal die Aspekte gebündelt werden, die sich im Gesundheitscoaching als wichtig für eine nachhaltig erfolgreiche Gesundheitsorientierung erwiesen haben.

Es kommt darauf an, eine gute Mischung der „Zutaten" aus den Patterns und der Matrix mit dem einzelnen Kunden zu erarbeiten. Je nach Kunde und Fragestellung und je nach Dynamik und Stand des jeweiligen Prozesses tendieren die Themen und Aktivitäten mehr in Richtung struktureller Interventionen oder mehr in Richtung der Einbettung in Sinnhaftigkeit und soziale Beziehungsnetze. Die passende Kombination im Rahmen verbindlicher Verabredungen macht nachhaltige Entwicklungen wahrscheinlicher.

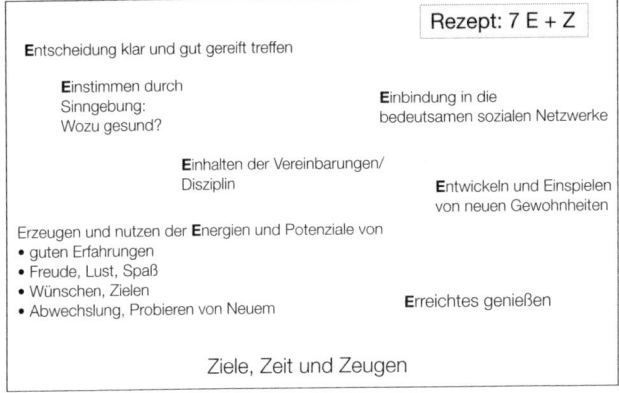

Abb. 3: „Zutaten" für die Nachhaltigkeit eines gesundheitsorientierten Lebensstils

Das Einspielen neuer, gesundheitsorientierter Alltagsgewohnheiten braucht Zeit und eine unterstützende Struktur, bis die Abläufe so weit automatisiert sind, dass sie ohne täglich zu treffende Entscheidungen vonstattengehen – das gilt für die Logistik der Lebensmittelbeschaffung genauso wie für die regelmäßige Ausdauerbewegung; es gilt erst recht für eine veränderte tägliche und wöchentliche Taktung zur Sicherung guter Lebensbalancen und einer verbesserten Lebensqualität. Die Strukturen, Ziele, Verbindlichkeiten, Kriterien etc. sind eine Art „Geländer" für die typischen Dynamiken des Übergangs, in der sich das komplexe Feld der Gesunderhaltung neu ordnet (Pattern).

Wichtig für eine Nachhaltigkeit ist zudem, dass eine Entscheidung markiert wird, etwas verändern zu wollen. Der Beginn von Coachinggesprächen ist eine erste Entscheidung dafür, in einen

Vorklärungsprozess einzusteigen – es ist noch nicht die Entscheidung, wirklich etwas zu verändern. Ambivalentes Erleben ist charakteristisch für Veränderungsprozesse. Mit den beschriebenen Reflexionsprozessen insbesondere zur Sinnhaftigkeit (wozu?), zu den vielen Aspekten der Lebensbalancen und zu der sozialen Matrix von Gesundheit werden mögliche Entscheidungen auf eine recht stabile Grundlage gestellt. Damit lassen sich die Ambivalenzen zumindest in ihrer Tendenz so weit klären, dass eine gute Grundlage für die Umsetzungsschritte geschaffen ist.

5. Stresserleben und Stressbewältigung

Jeder hat „Stress" oder fühlt sich „gestresst", teils mit dem Empfinden, dass dies der Gesundheit nicht zuträglich ist, teils mit der Überzeugung, dass dies der notwendige Anreiz für Entwicklung und Leistung ist. Stresserleben und die Bewältigung von Stressfolgen bis hin zu Burn-out-Situationen stehen als Anlass für die Anfrage wegen eines Gesundheitscoachings an erster Stelle und geben vielen Kunden überhaupt erst den Impuls, sich wieder verstärkt mit der Frage der eigenen Gesunderhaltung zu beschäftigen. Deshalb ist diesem Thema hier ein eigenes Kapitel gewidmet.

Für die Optimierung der Bewältigung von Stress werden im Gesundheitscoaching alle oben gezeigten Haltungen, Strategien und Methoden eingesetzt und gebündelt. Die Stressbewältigung wird in das Gesamtverständnis der Gesunderhaltung integriert: Gesundheit als Veränderungs- und Lernprozess, als kontextbezogene Entwicklung, als Achtsamkeit für die eigenen sinnhaften Ausrichtungen und als fortgesetzter Prozess des Balancierens rahmen das Verständnis der Stressbewältigung. Die häufig für den Stressabbau angebotenen Methoden zum Zeitmanagement geraten spätestens bei der unumgänglichen Frage nach der Priorisierung direkt an das Thema der Sinnhaftigkeit und der Lebensbalancen – ohne dass dies vertiefend ausgelotet wird. Hier wird deshalb der breitere und tiefere Zugang gewählt.

5.1 Das Modell der Allostase

Stress wird als eine weitgehend automatisierte Reaktion des Gesamtorganismus auf eine Herausforderung verstanden. Der Organismus, der durch die Herausforderung (Grizzlybär, Verkehrsstau, Chef …) in Ungleichgewicht (Heterostase) gebracht wurde, bündelt alle Energien, um wieder in die Nähe eines Fließgleichgewichts (Homöostase) zu kommen. Nach McEwen und Lasley (2003) wird diese Bündelung aller Bewältigungsmöglichkeiten „Allostase" genannt. Das Allostasemodell bietet die Möglichkeit, aus den umgangssprachlichen Missverständnissen von Stress herauszukommen und die veralteten Konzepte von Eustress und Dysstress zu den Akten zu legen.

Im Zentrum der Allostase steht die Bereitstellung von Bewegungsenergie – unser evolutionsbiologisches Erbe. Die Herausforderungen, die Menschen in den vielen Tausend Jahren ihrer Entwicklungsgeschichte bewältigen mussten, erforderten muskuläre Reaktionen (kämpfen, fliehen, erstarren oder dem Essen hinterherlaufen). Problematisch wurde dieses sinnvolle Reaktionsmuster erst in den letzten wenigen Hundert Jahren auf Grund des zunehmenden Bewegungsmangels.

Hinzu kamen andere Faktoren, die in dem ursprünglichen Bewältigungsprogramm nicht vorgesehen waren:

- das Fehlen von Erholung, Ausgleich und Schlaf
- das lange Aufrechterhalten der Herausforderungen – entweder situativ bedingt oder durch den kognitiven und emotionalen Neuerwerb der Menschen: Perfektionsansprüche, Einzelkämpfermentalitäten, Grübeln etc.
- die Möglichkeit, die Herausforderungen als sinnlos zu bewerten und zu erleben und die allostatische Bündelung damit nicht mehr zielgerichtet einsetzen zu können.

Diese Faktoren führen zu dem Risiko, dass der Prozess der Allostase sich nicht wieder adäquat „entlädt" und sich in ein Fließgleichgewicht auflöst, so dass der Organismus sich nicht erholen kann. Es kommt dann zu einer allostatischen Aufladung („allostatic load"), und diese birgt das erhöhte Risiko von krankheitswertigen Stressfolgen. Zu unterscheiden sind also:

- die Stressreaktionen, also die Allostase, und
- die Stressfolgen, also die unterschiedlichsten körperlichen und psychischen Reaktionen und Symptome als Folge der allostatischen Aufladung.

5.2 Stressvermeidung:

Eine der komplexen Folgen wird als Burn-out-Syndrom zusammengefasst und ist durch eine Fülle von massiven körperlichen und psychischen Symptomen charakterisiert, die einen dramatischen Energieverlust anzeigen.

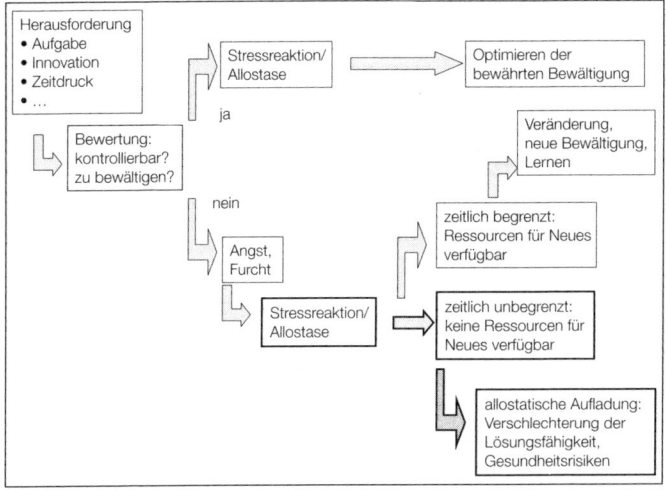

Abb. 4: Schema der allostatischen Reaktion

Im folgenden Text werden die Reaktionen des Organismus auf Bewältigung von Herausforderungen und die damit zusammenhängenden Einstellungen als Allostase bezeichnet. Unter „Stress", der Kunden in ein Coaching führt, wird die allostatische Aufladung verstanden – wie auch immer sie entstanden ist.

5.2 Stressvermeidung: Situative vs. individuelle Perspektiven

Stressvermeidung ist jeder Stressbewältigung vorangestellt. Sie hat situative und individuelle Aspekte. Es hat wenig Sinn, Menschen für Situationen „stressresistent" zu machen, die sich z. B. durch günstigere Arbeitsorganisation, vorausschauende Planungen oder angemessenes Führungsverhalten vermeiden ließen. Stressbewältigung im Gesundheitscoaching beschäftigt sich deshalb zunächst ausführlich mit den Rahmenbedingungen der stresserzeugenden Situationen. Dafür sind zunächst alle Lösungsmöglichkeiten auszuloten. Oft lassen sich aus der Außenperspektive des Coachs dazu Ideen anregen, die dann über entsprechende Gespräche oder Organisations- und Teamentwicklungen vom Kunden in das Unternehmen getragen werden können.

Besonders heikel ist dabei die Situation, dass unangemessenes Führungsverhalten zusätzlichen und unnötigen Stress erzeugt. Die allostatische Aufladung birgt Gesundheitsrisiken und reduziert zudem die kreativen Lösungsfähigkeiten von Menschen (zu Gunsten eines kurzen, angstbedingten Dressureffekts). Die Vermeidung von unnötigem Stress ist vordringliche Führungsaufgabe. Hier werden an vielen Orten menschliche Kompetenzen und Ressourcen schlicht verbrannt, meist wegen der persönlichen Unreife der Führungskräfte oder wegen fehlender Führungskompetenz – gelegentlich sogar auf dem Boden einer bewusst gelebten Unternehmenskultur. Kunden im Gesundheitscoaching müssen für sich u. U. „mit spitzem Bleistift" Kosten-Nutzen-Bilanzen eröffnen, um nicht ihre Lebensenergien in ungeeigneten Kontexten zu verschleißen.

Gelegentlich ist es erforderlich, zum Zweck der Klärung der situativen Zusammenhänge ein Gespräch im Rahmen des Coachingprozesses in einem erweiterten Kreis zu führen bzw. außerhalb der Coachingbeziehung von einem Kollegen moderieren zu lassen (zur situativen und individuellen Stressbewältigung vgl. auch Bamberg et al. 2003).

5.3 Stressbewältigung

5.3.1 Die bewährten individuellen Strategien zur Bewältigung von Druck

Ausgangspunkt der individuellen Stressbewältigung sind die Erkundungen der Vorgehensweisen, die sich in der Vergangenheit bewährten und erfolgreich waren: Jeder Mensch entwickelt im

Verlaufe seines Lebens mehr oder weniger wirksame Strategien zur Bewältigung der alltäglichen Herausforderungen. Besonders solche Situationen, die als „Druck" erlebt werden, lösen Reaktionen aus, die zu bewusst oder intuitiv gesteuerten Bewältigungen Anlass geben. In einem ersten Arbeitsschritt werden mit dem Kunden die wichtigsten Strategien und Methoden beschrieben, die früher nützliche Effekte gezeigt haben. Ziel ist, später an solche Erfahrungen anzuknüpfen und geeignete Vorgehensweisen gezielt einzusetzen und/oder zu optimieren.

„Denken Sie zurück an die letzten von Ihnen gut bewältigten und gelösten Situationen, in denen Sie sich gedacht hatten: ‚Ich stehe mächtig unter Druck!' Betrachten Sie dabei genau, was *Sie* gemacht haben:

- Was genau haben Sie zur Bewältigung der Drucksituation gemacht?
- Welches Verhalten war bei Ihnen dabei (von anderen) zu beobachten?
- An welche inneren Gedanken, Gefühle und Körperempfindungen erinnern Sie sich, die für die Bewältigung hilfreich waren?
- Wie haben Sie andere Menschen für die Bewältigung genutzt?
- Wofür war diese Situation – im Rückblick – nützlich?"

5.3.2 Die vier Säulen der Stressbewaltigung
Die Stressbewältigung ruht heute auf vier Säulen, die als gut gesichert gelten können. Es sind:

- die Ausdauerbewegung
- die soziale Unterstützung (emotional und instrumentell)
- die kognitiven Techniken zur Stressbewältigung (speziell die Veränderung stressverschärfender Einstellungen und Bewertungen) und
- die Entspannungsverfahren.

Gut ist eine Kombination verschiedener Zugänge, optimal die im Rahmen des hier vertretenen Ansatzes angestrebte Einbettung in die Reflexion der Lebenssituation, der Lebensausrichtungen, der Lebensbalancen und der Sinnfrage. Zusätzlich können die Vorgehensweisen der achtsamkeitsbasierten Stressreduktion mit Gewinn übernommen werden (Kabat-Zinn 2001), die im Sinne der Selbstregulation eine Verbindung zu den inneren Fähigkeiten des Organismus herstellen und die dafür notwendigen Haltungen und Fähigkeiten fördern – mit gleichzeitig entspannenden Effekten.

Die vier Säulen der Stressbewältigung verbinden die konkrete Handlungsebene (Bewegung, Entspannung) mit den kognitiv-emotionalen Prozessen (Bewertung, Bewältigungsmodelle) und mit der sozialen Matrix. Sie folgen den Wechselwirkungen zwischen den für die Gesundheit wichtigen Systemen, wobei die Schwerpunkte auf dem biologischen (Bewegung), dem psychischen (Entspannung, kognitive Techniken) und dem sozialen System (soziale Unterstützung) liegen. Die Sinnbeschreibungen und die Lebensbalancen wirken dabei als Referenzsystem und Kontext. Die Achtsamkeit ist die Konzentration der Aufmerksamkeit auf das stimmige Zusammenspiel.

Bewegung

Als zentrales Scharnier der Stressbewältigung erweist sich die Ausdauerbewegung: Dies ergibt sich schon daraus, dass die Allostase Bewegungsenergie erzeugt. Viele der von Stressfolgen betroffenen Organsysteme profitieren zudem von der Heilkraft der Bewegung: das Bewegungssystem mit seinen stressbedingten Verspannungen, das Herz-Kreislauf-System mit den hochgetrimmten Blutdruckwerten und den Schädigungen der Gefäßwände, das Immunsystem mit seinen durch Stress ausgelösten Erschöpfungen, das System des Stoffwechsels mit den riskanten Folgen der Fehlernährung, das Verdauungssystem mit seinen Über- oder Unterreaktionen, das Körpergewicht mit den Fettpolstern, das psychische System mit den erschöpfungsbedingten Stimmungsschwankungen, die von Reizbarkeit bis zur Depression reichen, u. v. a. m. Da alle diese Folgen zudem in Wechselwirkung miteinander stehen, die

z. T. die gesundheitlichen Risiken exponentiell verstärken, wird die Säule „Bewegung" letztlich unverzichtbar.

In dem Abschnitt über Ausdauerbewegung sind die notwendigen Arbeitsschritte dargestellt. Für die Stressbewältigung empfiehlt es sich, besonders die Haltung der Achtsamkeit und die meditativen Elemente bei der Ausdauerbewegung mit in den Blick zu nehmen.

Soziale Unterstützung
Soziale Unterstützung zur Stressbewältigung hat mehrere Dimensionen, die auch den Charakter von Strategien der Stressvermeidung haben. Es sind zu unterscheiden: diejenige soziale Unterstützung, die stärker eine emotionale Qualität hat und die besonders im privaten Umfeld angesiedelt ist (Liebe, Zuneigung Vertrauen, Einfühlung etc.). Dieser Bewältigungsansatz wirkt über die Entlastung, die Menschen erleben, wenn sie sich ihre Anspannung „von der Seele" reden, und über das Wissen, dass es trotz des ärgsten Stresserlebens Menschen gibt, die einen lieben.

Andere Formen der sozialen Unterstützung haben mehr instrumentellen Charakter: Ich weiß, wen ich fragen kann, wer die notwendigen Hilfsmittel oder Informationen hat, wer mir bei der Einschätzung und Bewertung der stressauslösenden Situation hilft u. Ä. Ein gut funktionierendes Team oder eine in den Ablaufprozessen und im Informationsfluss gut „aufgestellte" Abteilung kann wesentlich zur Stressvermeidung und -bewältigung beitragen. Erfolgreiche Team- und Organisationsentwicklungen haben also auch unter diesem Blickwinkel hohe Bedeutung. Die instrumentell geprägte Form der sozialen Unterstützung ist umso effektiver, je eher auch die emotionale Qualität in Form von gegenseitiger Wertschätzung umgesetzt werden kann (zu den Effekten von Social Support s. Uchino 2006; Segerstrom 2008).

Kognitive Techniken
Diese Techniken der Stressbewältigung sind aus der kognitiven Verhaltenstherapie in Verbindung mit neurobiologischen und immunologischen Forschungsergebnissen abgeleitet (Schedlowski u.

Tewes 1996; Grawe 2004; Kemeney u. Schedlowski 2007). Ihnen liegt die Idee zu Grunde, dass eine allostatische Reaktion des Organismus erst ausgelöst wird, wenn eine Situation als Herausforderung oder gar als Bedrohung bewertet worden ist. Diese Bewertung fußt auf früheren Erfahrungen mit ähnlichen Situationen, auf der Einschätzung der Handlungs-, Kontroll- und Bewältigungsmöglichkeiten und auf den grundlegenden Einstellungen zu den Herausforderungen des Lebens. Dabei gibt es eine sehr schnell wirksame Komponente, die uns unser Auto ohne lange Abwägungen noch rechtzeitig vor dem plötzlich auftauchenden Wildschwein bremsen lässt. Bedeutsam ist aber auch der langsamere, kognitiv-emotionale Anteil, der gezielt beeinflusst werden kann. Die kognitiven Techniken der Stressbewältigung nehmen diesen Anteil auf, erkunden und verändern ihn. Das Ziel ist es, die kognitive und in der Folge dann auch die emotional-körperliche Stressreaktion zu verändern (vgl. Miller a. Cohen 2001). Insbesondere die stressverschärfenden Einstellungen und Bewertungen sollen mit diesen Arbeitsschritten verändert werden.

Dieser Prozess funktioniert in mehreren Schritten:

- Es werden die Sätze erforscht, die in einer typischen stressauslösenden Situation automatisiert im Kopf entstehen.
- Es werden die emotionalen und körperlichen Reaktionen dazu beschrieben.
- Es werden die Einstellungen, Werte, biografischen Hintergründe dazu beleuchtet und gegebenenfalls einer Neubewertung unterzogen.
- Es werden ein Veränderungswunsch und Veränderungsziel formuliert.
- Abschließend wird ein stimmig erlebter Satz formuliert, der die bisherigen stressauslösenden Sätze ersetzen kann.
- In einem mehrwöchigen Trainingsprogramm wird dieser Satz immer wiederholt, aufgeschrieben und bewusst in zukünftigen Stresssituationen innerlich oder laut gesprochen.

In der Praxis des Gesundheitscoachings und in Gesundheits- oder Stressbewältigungsseminaren wird dieser Prozess von den Kunden gelegentlich als aufwendig und „sperrig" erlebt. Er kann durch drei zusätzliche Schritte deutlich erleichtert werden:

a) Vor der Erarbeitung der stressauslösenden Sätze werden Lösungskompetenzen imaginiert. Dazu werden – wie oben beschrieben – Situationen in die Erinnerung gerufen, in denen typischer Stress gut bewältigt wurde. Dafür werden dann die eigenen Handlungsanteile eruiert („Was haben Sie konkret anders gedacht, wie anders gefühlt und gehandelt? Wie hat der Körper anders reagiert?"). Dieser Schritt erleichtert die Entwicklung des neuen Satzes für stressauslösende Situationen, da oft schon auf früher wirksame Lösungssätze zurückgegriffen werden kann. Die intensive Imagination der gut gelösten Stresssituation macht zudem Bilder und „innere Filme" verfügbar, die in zukünftigen Stresssituationen „angeschaut" werden können.

b) Eine weitere Optimierung des Prozesses wird dadurch erreicht, dass der Erfolgsdruck abgebaut wird. Dazu dient die vorbehaltlose Selbstakzeptanz, die durch Sätze unterstützt wird wie z. B.: „Ich liebe und akzeptiere mich voll und ganz, auch wenn mir die Stressbewältigung jetzt noch nicht gut gelingt." Die Sätze werden wiederholt innerlich und laut gesprochen.

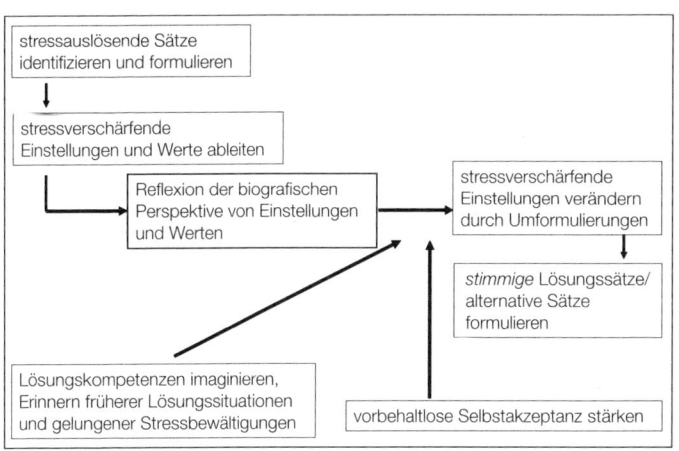

Abb. 5: Kognitive Stressbewältigung (Übersicht)

c) Die Reflexion der Einstellungen, Werte, Überzeugungen, die hinter den stressverschärfenden Sätzen stehen, führt oft zu wichtigen Erkenntnissen über die bislang treibenden Kräfte: Leistung für Anerkennung zu erbringen, „entweder Spitzenleistung oder Flop", „entweder Anerkennung oder Untergang", sich eher auf sich als auf andere zu verlassen etc. Hier führen oft die biografische Verortung dieser Kräfte und die Wertschätzung für die bislang dadurch entstandenen Lebens- und Karrierechancen zu der Möglichkeit, sich von diesen Modellen angemessen zu entfernen. Hier gelingt dann die Verknüpfung der zukünftigen Stressbewältigung mit einer Veränderung der Wertelandschaften, was nachhaltige Auswirkungen auf den künftigen Umgang mit Herausforderungen hat.

Die Entspannungsverfahren

Die entsprechenden Vorgehensweisen sind oben skizziert. Für die Stressbewältigung ist es wichtig, die erlernte Entspannungsmethode auch im Alltag verfügbar zu haben. Die meisten Verfahren können in einer kleinen Rückzugspause eingesetzt werden, die „unauffälligen" Verfahren wie z. B. Atementspannung oder Muskelentspannung auch am Arbeitsplatz oder während einer der wenig ergiebigen Konferenzen. Insbesondere vor oder nach intensivem Stresserleben ist das „Herunterpegeln" mit einer Entspannungsmethode (und/oder mit körperlicher Bewegung) für die folgenden Arbeitsleistungen, die privaten Balancen und den ungestörten Nachtschlaf sinnvoll.

5.3.3 Die achtsamkeitsbasierte Stressbewältigung

Die Mindfulness Based Stress Reduction (MBSR) ist das von Kabat-Zinn entwickelte Verfahren, in dessen Mittelpunkt die Sammlung der Aufmerksamkeit auf den gegenwärtig gelebten Augenblick steht (vgl. auch Kapitel 3). In der Praxis gelingt die achtsame Haltung durch atmungs- und körperzentrierte Übungen. Damit wird die Haltung der Achtsamkeit auch außerhalb eines spirituellen Kontextes zugänglich. Die innere Sammlung und die Wahrnehmung des Augenblicks über die Konzentration auf den Fluss der Atmung ermöglichen eine höhere Aufmerksamkeit für die Signale, Ressourcen und Stärken des Organismus.

Im Gesundheitscoaching kann die Entwicklung der Achtsamkeit bei der Stressbewältigung eine wichtige Rolle spielen und die vier Säulen der Stressbewältigung sehr kraftvoll unterstützen. Sie kann dem Kunden auch als eigener Zugang angeboten werden. Der entsprechend qualifizierte Coach wird den Prozess selbst anleiten, oder er zieht Coachs mit entsprechender Fachkompetenz hinzu.

5.3.4 Burn-out und vitale Erschöpfung

Burn-out ist als Begriff populär geworden und markiert die veränderten Risiken modernen Arbeitslebens. Er lenkt die Aufmerksamkeit auf den Zusammenhang von Leistungsmöglichkeiten, Leistungsanforderungen, Kontexten der Leitungserbringung und menschlichen Leistungsgrenzen. Er bezeichnet einen Zustand extremen Energieverlustes.

Vitale Erschöpfung ist eine über Fragebogen zu erfassende Veränderung, die durch Lustlosigkeit, Reizbarkeit, Entmutigung, Ein- und Durchschlafstörungen, Erschöpfung und Müdigkeit gekennzeichnet ist. Die vitale Erschöpfung wird in Zusammenhang mit einem erhöhten Risiko für diverse Erkrankungen gebracht.

Früher galt ein hohes berufliches Engagement in medizinischen und sozialen Arbeitsfeldern als Risiko für einen über das gesunde Maß hinausgehenden Energieeinsatz. Heute ist dieses Risiko in fast allen Branchen zu beobachten. Die Veränderungen in vielen Arbeitswelten haben über Zeitdruck, Verdichtung von Arbeitsabläufen, Zunahme von individueller Verantwortung, Beschleunigung der Veränderungsdynamiken – bei gleichzeitiger Abnahme des Erlebens von Handlungsspielräumen, Transparenz und sozialer Sicherheit – zu einer brisanten Konstellation von (oft frustrierendem) Überengagement geführt. Hier ist vielerorts längst eine ökonomisch sinnvolle Balance verloren. Eine stark auf berufliche Leistungen ausgerichtete Wertelandschaft verschärft als gesellschaftlicher Hintergrund die individuellen Entwicklungen. Die meisten kennen heute Menschen aus ihrer unmittelbaren Umgebung, die aus solchen Situationen heraus mit einem völligen Verlust ihrer Lebensenergien reagieren und sich über mehrere Monate hinweg wieder regenerieren und ihre Lebensausrichtungen umstellen müssen. Der Zusammenhang zwischen den Herausforderungen und Risiken und dem Zusammenbruch, der Burn-out genannt wird, scheint plausibel. Die Statistiken der Krankenkassen mit dem Anstieg psychiatrischer Diagnosen bei Krankschreibungen stützen die Vermutung dieses Zusammenhangs.

Auf der individuellen Ebene lassen sich folgende Risikofaktoren für Burn-out beschreiben:

- Der berufliche Erfolg ist der ausschließliche Anreiz für die Arbeit.
- Das extreme berufliche Engagement reicht bis weit in die Freizeit hinein.
- Im Mittelpunkt der Lebensgestaltung steht der Wunsch, beruflich perfekt zu sein.
- Die privaten Interessen, Hobbys und Beziehungen werden hintangestellt.

Besonders riskant wird die Situation dann, wenn das berufliche Überengagement nicht zu angemessenen Belohnungen und Anerkennungen führt, es aber gewohnheitsmäßig oder wegen fehlender Alternativen oder aus strategischen Überlegungen heraus aufrechterhalten wird („Gratifikationskrise"; Siegrist 1996).

Die im Gesundheitscoaching oft gestellte Frage ist, wie Burnout und Burn-out-Risiken zu erkennen seien. Das Entscheidende ist, bei sich selbst (oder auch bei Mitarbeitern) auf Veränderungen zu achten. Nicht der „Zustand" ist für die Abschätzung der Risiken entscheidend, sondern die Wahrnehmung von Unterschieden im Verhalten oder in der Befindlichkeit.

Als Warnsignale gelten folgende Veränderungen:

- Zunahme der (geäußerten) Gefühle der Leere und Langeweile, auch außerhalb der beruflichen Tätigkeiten
- zunehmender (geäußerter) Zweifel an der Sinnhaftigkeit des eigenen Tuns

- Zunahme von Reizbarkeit, emotionaler Unausgeglichenheit, Erschöpfbarkeit, Ängsten, Zynismus
- Zunahme körperlicher Symptome wie Kopf- und Rückenschmerzen, Schwindel, Infektionen, Ohrgeräuschen etc.
- Abnahme des Erholungspotenzials: Wochenenden und Urlaube verbessern die Situation nicht.

Burn-out-Anzeichen werden oft lange von den Betroffenen und ihrer Umgebung überspielt und übersehen – mit dann überraschenden Zusammenbrüchen des Energiehaushalts. Die Zeichen der Erschöpfung können aber auch langsam immer dramatischer werden, die emotionale Labilität nimmt dann in Form von Weinen und Reizbarkeit auch in scheinbar leichten Belastungssituationen zu. Schließlich sind auch einfachste Arbeitsabläufe nicht mehr konzentriert zu bewältigen, was den krassen Abfall der Lebensenergien anzeigt.

Beim Umgang mit Burn-out-Situationen im Gesundheitscoaching muss zunächst die Frage geklärt werden, ob die jeweilige Situation in diesem Setting noch ausreichend zu bewältigen ist. Ein „Test" zum Ausloten der Erholungsfähigkeit hat sich dafür als hilfreich herausgestellt:

Mit dem Kunden wird vereinbart, für drei bis sieben Tage an einen kraftvollen Ort zu gehen, der nach den bisherigen Erfahrungen der Erholung optimal dient – ohne Handy, Internet etc. Wenn eine Erholung so noch gelingt, kann in dem Setting eines Gesundheitscoachings, verbunden mit einer verlässlichen Ausdünnung der Arbeitsintensität, die Umkehr versucht werden.

Oft haben solche Auszeiten allerdings keinen Erholungseffekt mehr, oder sie verschärfen sogar die erlebte Mischung aus Erschöpfung, Unruhe und emotionaler Ausnahmesituation. Das ist dann ein deutlicher Hinweis darauf, dass ein mehrwöchiger Klinikaufenthalt in einer auf diese Fragen spezialisierten Klinik mit einem anschließenden sehr langsamen Aufbau des Leistungsumfangs wahrscheinlich unumgänglich ist (zum Burn-out vgl. Kypta 2006; Maslach u. Leiter 2007).

Thematisch geht es im Gesundheitscoaching im Umfeld solcher Situationen um eine generelle Überprüfung der für die Gesunderhaltung wichtigen Parameter. Eine Neuausrichtung oder zumindest eine deutliche Verschiebung der Prioritäten ist nicht zu vermeiden. Grundlegende Lebenseinstellungen sind zu überprüfen und erforderlichenfalls zu verändern. Auch hier ist dann zu entscheiden, ob diese Prozesse im Rahmen von Gesundheitscoaching einen Platz haben oder ob ein psychotherapeutisches Setting den angemessenen Tiefgang der Entwicklung sicherstellt. Dies ist auch eine Frage an die Qualifikation und die Erfahrung des Coachs; gegebenenfalls muss der Kontrakt mit dem Kunden erweitert werden.

Der Gesundheitscoach hat gerade in Burn-out-Konstellationen für den Kunden eine wichtige Lotsenfunktion hinsichtlich der unterschiedlichen Phasen der Bewältigung und Neuorientierung, zumal oft zusätzliche Fachleute oder auch die stationären Interventionen in den Prozess zu integrieren sind.

6. Ästhetik als Ressource

6.1 Übersicht

Das hier arrangierte Treffen zwischen Gesundheit und Ästhetik hat mehrere Hintergründe:

a) Ästhetik, hier verstanden als Wahrnehmung des Schönen und Erhabenen, des „Stimmigen" und Harmonischen, kann als Ressource für den Erhalt von Gesundheit genutzt werden.

b) Ästhetik ist ein Spiel in Möglichkeitsräumen und öffnet damit Entwicklungsoptionen.

c) Ästhetisches Empfinden hilft bei der Orientierung in komplexen Situationen, es weist den Weg zur Unterscheidung zwischen einfachen und trivialen Lösungen.

d) Ästhetisches Empfinden löst Eigendynamiken aus: Was als schön empfunden wird und was guttut, wird wiederholt aufgesucht.

e) Das Treffen mit der Ästhetik öffnet der Gestaltung von Gesundheit die Ankoppelung an Kunst in all ihren Spielarten.

Es gibt zwei konkurrierende Begriffe von Ästhetik:
Einerseits ist Ästhetik die Lehre von der sinnlichen Erkenntnis überhaupt. Andererseits ist sie die Lehre vom Schönen und Erhabenen in Kunst und Natur – das Schöne als Untersuchungsgegenstand der Ästhetik („schöne Künste").

Der Begründer der Ästhetik als philosophischer Disziplin, Alexander Gottlieb Baumgarten, ging im 18. Jahrhundert der Frage nach, ob es eine Form der Erkenntnis gibt, die nicht allein auf Verstandestätigkeit, auf Begriffen, Urteilen, Schlüssen etc. beruht, sondern die durch unsere Sinne, durch Wahrnehmung möglich wird. Er entlehnte dafür den Begriff der Aisthesis (*aesthetikos* = „wahrnehmbar") der griechischen Philosophie, der die Sinneswahrnehmungen umschrieb (vgl. Kluge 1989, S. 44). Die von Baumgarten gewählte Bezeichnung erklärt sich aus der „klassischen" Gegenüberstellung von Vernunft und Sinnlichkeit. Die Philosophie wurde durch die neue Disziplin „Ästhetik" erweitert – in der Absicht, sinnliche Empfindungen und Eindrücke gleichrangig neben die Vernunft zu stellen und Dichtung und Kunst mit der Philosophie in Einklang zu bringen.

In Baumgartens Vorstellung erreicht das ästhetische Erkennen eine ganz andere Prägnanz als das wissenschaftliche Erkennen: Sie sind komplementär und ergeben erst zusammen ein vollständiges Erkennen.

> „Das ästhetische Erkennen ist nach Baumgarten auf die Wahrnehmung komplexer Phänomene spezialisiert – nicht um sie in ihrer Zusammensetzung zu analysieren, sondern um sie in ihrer anschaulichen Dichte zu vergegenwärtigen [...]. Das Besondere in seiner Besonderheit zu erkennen – das ist die eigentliche von keiner Wissenschaft zu erreichende Leistung der *cognitio sensitiva*" (Seel 2003, 17; Hervorh. im Orig.).

6.2 Ästhetische Wahrnehmung

Was wir schön finden, ist individuell sehr unterschiedlich, aber die Form des ästhetischen Geschmacksurteils ist gleich: Was wir schön finden, ziehen wir vor, was wir nicht schön finden, setzen wir zurück. Was auf uns anziehend wirkt, finden wir schön; was auf uns abstoßend wirkt, finden wir nicht schön. Geschmack ist nach Kant „das Vermögen zur Beurteilung des Schönen" (*Kritik der Urteilskraft*, § 1, Anm.; vgl. dazu Schweppenhäuser 2007, S. 13–16; Seel 2003, S. 16–18).

Für Kant ist die ästhetische Wahrnehmung allerdings keine Form der Erkenntnis, obwohl alle Kräfte des Erkennens an der ästhetischen Wahrnehmung beteiligt sind. Stattdessen werden mit der ästhetischen Wahrnehmung die Objekte der Wahrnehmung in einer undarstellbaren Fülle ihrer Merkmale wahrgenommen. „Wir weilen bei der Betrachtung des Schönen, weil diese Betrachtung sich selbst stärkt und reproduziert" (*Kritik der Urteilskraft*, zit. nach Seel 2003, S. 18). Erreichen könne dies, wer unter Verzicht auf kognitive oder praktische Ergebnisse für die volle sensitive Gegenwart eines Objektes aufmerksam sei (ebd., S. 19).

6.3 Ästhetik als Veränderungsprozess

Durch die selbstaktivierende und belebende Struktur ästhetischer Wahrnehmungen und Handlungsvollzüge wird das noch Unverbundene in Erleben, Sinnlichkeit und Verstand verbunden. Das Herstellen dieser reflexiven Verbindungen begründet deren veränderungsfördernde Bedeutung. Ästhetische Prozesse können somit als Übergangssituation verstanden werden (vgl. auch Bröcher 2003, S. 35–37). „Vor allem im Begriff des Spiels [...] hebt Kant den Prozesscharakter des ästhetischen Zustands deutlich hervor" (Seel 2003, S. 19). „Im ästhetischen Zustand ‚spielt' das Subjekt mit sich selbst, seinen Vorstellungen und Handlungsmöglichkeiten, ohne jede konkretere Bestimmung und Ausrichtung" (Richter-Reichenbach 1992, S. 67). Von Foerster hat dieses elementare Wechselspiel in seinem „ästhetischen Imperativ" gebündelt: „Willst du erkennen, lerne zu handeln" (1993a, S. 49).

6.4 Ästhetik – Kunst – Gesundheit

Von den vielfältigen Zugängen zum theoretischen Verständnis von Kunst wird hier solchen gefolgt, die Kunst als eine Öffnung von Möglichkeitsräumen verstehen. Die Kraft der ästhetischen Lust entspringt dem Erhalt von Komplexität im Sinne des Spiels mit den unendlichen Möglichkeiten, die die Ordnung der Welt offengelassen hat. Kunst ist der Prozess des Spiels von Erscheinungen, Übergängen, Widersprüchen, Einmaligem und Vielfältigem – Kunstwerke sind das angehaltene Erscheinen dieses Prozesses (Seel 2003, S. 29 f.). Kunst als eine Form ästhetischer Vollzüge hat nach Bateson eine „positive Aufgabe in der Erhaltung dessen [...], was ich als *Einsicht* bezeichne, d. h. bei der Korrektur einer zu streng zweckgerichteten Lebensanschauung, die durch diese Korrektur in eine stärker systemisch ausgerichtete Sichtweise umgewandelt wird" (Keeney, S. 235). „Kunst entsteht, wenn Kopf und Herz zu Teilen eines kybernetischen Systems werden, das die Fähigkeit zur ökologischen Selbstkorrektur hat" (ders., S. 236). Kunst vollzieht sich in der rekursiven Beziehung zwischen den unbewussten und bewussten Ebenen des geistigen Prozesses (ders. in Bezug auf Bateson, S. 234).

Lässt man dieses Verständnis auf Gesundheit treffen, fallen Analogien auf, mit denen sich der Kern des hier dargestellten Ansatzes von Gesundheitscoaching beschreiben lässt:

- die Wahrnehmung des komplexen Ganzen mit allen Sinnen
- die achtsame, sensitive Präsenz
- die Verbindung von Kopf, Herz und Hand
- die Balance von der Strenge des zweckgerichteten Prozesses und dem Spiel der Möglichkeiten
- das Prozessverständnis
- der hohe Grad der Vernetzung von vielen Ebenen der Wahrnehmung und Gestaltung
- die rekursiven Schleifen der Selbstkorrektur.

Versteht man Gesundheit – probeweise – als ästhetischen Vollzug, könnte die Konzentration der Aufmerksamkeit auf das, was schön ist, auch als „Zündung" eines Spiels mit den Möglichkeitsräumen verstanden werden. Die ästhetische Aufmerksamkeit wird zu der Aufmerksamkeit für den Augenblick, für die unerkannten und nicht ergriffenen Möglichkeiten, für sich selbst im Dialog mit den anderen. Diese Zündung findet in vielen Situationen des Alltags statt, z. B. wenn ästhetische Wahrnehmungen des eigenen Körpers zu gesundheitsorientierten Veränderungen führen: „Ich wollte mich nicht mehr ansehen, fühlte mich nicht mehr wohl in meiner Haut, konnte meine schönen Hemden nicht mehr tragen, war in der zweiten Etage schon völlig fertig ..." Verliebtheit zündet oft einen ästhetisch-gesundheitsorientierten Sturm. Man kann „ästhetisch leben lernen, mit einer Genauigkeit der Wahrnehmung, die neue Einsichten vermittelt; mit einer Idee des Schönen, die auf sinnlichem Weg und nicht nur im Denken erfahrbar wird" (Schmid 2004, S. 53).

Auch darüber, dass er sich sinnlich in ein Kunstwerk vertieft, kann sich der Betrachter oder Zuhörer in die Dynamik eines angehaltenen Prozesses im Spiel mit den unendlichen Möglichkeiten „einklinken". Man kann sich durch Kunst anregen und anrühren lassen, Möglichkeiten wahrnehmen, die das Bisherige transzendieren.

Beide Wege, die Konzentration auf die ästhetischen Wahrnehmungen des eigenen Lebensvollzugs und das Mitschwingen mit Kunst als Prozess des Erschaffens des nie Dagewesenen, können für die Gesunderhaltung genutzt werden.

6.5 Das Verbindende: Die Fokussierung der Aufmerksamkeit

Ästhetische Wahrnehmung dient also auch der Konzentration der Aufmerksamkeit und fördert damit die Bündelung und Ausrichtung von Energien für Entwicklungsprozesse. Hier sind die Verbindungen zu sehen mit anderen Prozessen der Ausrichtung von Aufmerksamkeit, z. B. mit dem Presencing-Prozess und der Feldstruktur der Aufmerksamkeit von Scharmer (s. Theorie U) und der meditativen Achtsamkeit im Sinne von Kabat-Zinn. Ästhetische Wahrnehmung mit ihrer vollen sensitiven Aufmerksamkeit, Presencing und Achtsamkeit werden hier im Sinne gesundheitsorientierter Entwicklungen in Verbindung gebracht und in die konkrete Arbeit im Coachingprozess integriert. Dadurch werden Kopf, Herz und Hand verbunden, Entwicklungsoptionen durchgespielt, die Eigendynamik der Entwicklungen gefördert und ein umfassendes Empfinden von Stimmigkeit ermöglicht.

6.6 Ästhetik – Komplexität – Gesundheit

Ludewig (1988, 2002) hatte die Trias Nutzen, Schönheit, Respekt als Kriterien für die Evaluation von therapeutischen Prozessen herausgestellt und mit der Zusammenschau der drei Kriterien die Leitmotive der professionellen Arbeit mit Menschen begründet. In dieser Trias steht das Empfinden von Schönheit für die Bewertung eines passenden und stimmigen Prozesses (2002, S. 44 ff.).

Situationen und Objekte werden in der ästhetischen Wahrnehmung als schön und gleichzeitig als „reizend" (anreizgebend) erlebt, wenn sie einfach sind und wenn in ihrer Einfachheit gleichermaßen die Optionen der Komplexität enthalten bleiben. Die Reduktion von Komplexität durch zu starre Regeln führt zu Trivialität. Kitsch wird nur für kurze Zeit als schön empfunden, dann langweilt er. Das Leiden von Menschen, die eine Psychotherapie aufsuchen, begründet sich darin, dass sie ihre Handlungsoptionen als zu stark reduziert erleben – also Komplexität durch die starren Regeln von Symptombildungen trivialisiert ist. Die Lösung durch eine Therapie ist dann „einfach" statt trivial: Sie enthält die im ästhetischen Spiel entstandenen Möglichkeiten und wirkt dadurch anziehend und schön.

Der Organismus muss für seine Gesunderhaltung auf zahlreiche Herausforderungen reagieren und benötigt dafür eine angemessene Abbildung der Komplexität. Die verdichtete Wahrnehmung der Komplexität von Gesundheit ist durch vielfältige Anregungen zu einer vertieften ästhetischen Wahrnehmung zu erschließen (über Kunst, Musik etc. und eben auch über Achtsamkeit, Meditation, Presencing).

Die Gesunderhaltung wird dann in der Umsetzung einfach sein, aber nicht trivial: Starre Regeln reduzieren Komplexität, so dass Veränderungen rasch an Kraft verlieren. Diäten, Muckibude, „Ewig-jung"-Modelle, Faltencreme sind in diesem Sinne trivial. Wenn Gesundheit einfach ist und ausreichend viele Optionen enthält, die der Komplexität gerecht werden – dann kann sie als „schön" und bereichernd erlebt werden und bleibt anziehend: z. B. durch die achtsamen Verbindungen von Sinnfindung und Ausdauerbewegung, von Lebensbalancen und Ernährung, von Disziplin, Lust und Erotik. Im ästhetischen Verständnis von Gesundheit ist man von dem Wesen der Gesundheit in all ihren Dimensionen durchdrungen und kann ihren wahren Wert in der ganzen Fülle erfahren. Ästhetische Wahrnehmung, das Empfinden von Schönheit im genannten Sinne, ist deshalb das Navigationsinstrument zur Orientierung im komplexen Feld von Gesundheit, mit dessen Hilfe man zu einfachen Lösungen gelangt.

Auch die Form des Coachings wird nach dem Kriterium der Schönheit zu bewerten sein: ob sie mit Trickkisten und Anweisungen operiert oder die komplexen Möglichkeitsräume bespielt. Die schöne Form des Coachings braucht aber auch die pragmatische Struktur, damit sie nicht zu „frei assoziierendem Unsinn" wird (Keeney 1987, S. 20). „Eine ästhetische Grundlage unserer Interventionen verlangt, dass unsere Methoden in angemessener Weise an die höheren Ebenen geistiger Prozesse angekoppelt sind" (ebd., S. 232). Im Gesundheitscoaching wird das durch die Verbindung von Pattern und Matrix abgebildet.

Beispiele
Wann nenne ich Bewegung schön?

- Wenn die Komplexität und Vielfalt der Bewegungsabläufe abgebildet ist und sie gleichzeitig durch Wiederholungen, Rhythmik, Formen etc. reduziert erscheint; Kriterien sind z. B. das Empfinden von Leichtigkeit und Anmut.
- Wenn beim Laufen in der Natur eine achtungsvolle und dankbare Verbindung zu der Welt im Ganzen mit allen Sinnen erlebt werden kann.

Wann nenne ich Ernährung schön?

- Wenn die Komplexität des Bedarfs des Organismus an Lebensmitteln abgebildet ist und gleichzeitig das Einfache von naturbelassenen Lebensmitteln erlebbar wird (statt dass eine Trivialisierung durch Einheitsgeschmack hingenommen wird) oder wenn die Vereinigung von Lebensmittel und Organismus in einem ritualisierten Rahmen vollzogen wird; Kriterien sind z. B. die abwechslungsreiche Ansprache vieler Sinne durch die zubereiteten Lebensmittel oder die Mahl-Zeit im Kreis wichtiger Menschen.

In der konkreten Arbeit im Gesundheitscoaching kann die ästhetische Wahrnehmung auf verschiedene Weise angeregt werden. Die einfachste Variante ist, Fragen zu stellen:

- Die eigene Gesunderhaltung ist eng verbunden mit dem Empfinden von Stimmigkeit und gelingenden Lebensbalancen. Wenn Sie sich Ihre zukünftige Gesunderhaltung vergegenwärtigen: Was wäre schön? Um welche Themen geht es dabei auch noch? Worum geht es eigentlich, wenn es schön ist?

Diese Fragen können ergänzt werden durch Fragen, die aus dem Presencing-Prozess abgeleitet sind (s. Theorie U). Sie werden nach der Erkundung der Vorboten der Zukunft ebenfalls mit der Frage verbunden:

- Was wäre dabei schön?

Antworten auf die Fragen entstehen wieder im Raum und in der Zeit der Stille, die durch Anleitungen zur Achtsamkeit vorbereitet werden können.

Ein weiterer Zugang ist die Arbeit mit künstlerischen Medien (malen, mit Ton modellieren, fotografieren, filmen, musizieren ...). Dabei wird das ästhetische Empfinden direkt dafür genutzt, die Themen der Gesundheitsorientierung darzustellen. Aus den so angeregten Bildern, Klängen, Metaphern lassen sich Lösungen ableiten, die als „schön" empfunden werden.

Andere Möglichkeiten ergeben sich durch den Besuch von Ausstellungen und Museen und die Arbeit mit Gesundheitsthemen in einem räumlichen Bezugsrahmen (vgl. auch Lauterbach 2007). Einzelne Kunstwerke, aber auch Musik- und Theaterstücke, Konzerte können direkt in Beziehung gesetzt werden zu konkreten Themen der Gesunderhaltung, sie können für das Spiel der Erkundung der gesundheitlichen Möglichkeitsräume genutzt werden:

- Welche Lösungen für die Fragen der Gesunderhaltung sind durch ein Kunstwerk dargestellt?
- Welche ästhetischen Anregungen entstehen aus der sinnlichen Vertiefung in ein Kunstwerk?

- Welche Anregungen entstehen aus dem Einschwingen in den Entstehungsprozess oder in den Vollzug des Kunstwerks?
- Aus welchen Quellen speist sich das Kunstwerk, und was regen die Quellen für die Gesunderhaltung an?

Das individuelle Empfinden von Schönheit als eines nicht normierten (= trivialen) Gebildes kann zu einem kraftvollen Motor der Gesunderhaltung werden. Es belohnt den Kunden z. B. durch ein Mehr an genussvollen Wahrnehmungen, einen als schön erlebten Körper in Bewegung, einen hellen Geist, eine spirituelle Ortung, und es erzeugt eine höhere Aufmerksamkeit und die Eigendynamik der Gesunderhaltung durch das immer neue Aufsuchen des als „schön" Empfundenen.

7. Gesundheit im Unternehmen

7.1 Gesunderhaltung als Gestaltungselement organisationaler Prozesse

Gesundheitscoaching hat seine klare Ausrichtung auf den Erhalt von Gesundheit und Leistungsvermögen im beruflichen Kontext. Die Arbeitswelt und ihre Rahmenbedingungen sind wichtige Bezugspunkte der individuellen Entwicklungen. Auf Stress bezogen, wird besonders deutlich, dass der situative Anteil der Stressvermeidung und der Stressbewältigung (z. B. soziale Unterstützung) auf die Unternehmen und Organisationen und ihre Strukturen und Prozesse verweist. Individuelle Gesundheitsorientierung findet also Chancen und Grenzen in diesem Kontext, der allerdings selbst gesundheitsorientierten Veränderungen zugänglich ist. Zu den Fragen der Implementierung von Gesundheitsorientierung in organisationale Zusammenhänge können die Erfahrungen des Gesundheitscoachings wichtige Antworten geben, die das betriebliche Gesundheitsmanagement ergänzen. Sie beleuchten die Entwicklungen aus der individuellen Perspektive der Gesunderhaltung und ermöglichen z. B. Aussagen:

- zu der Dynamik von Gesunderhaltung und den für die Gesundheitsorientierung nützlichen organisationalen Rahmenbedingungen
- zu der salutogenen Gestaltung von Arbeitsprozessen
- zum gesundheitsorientierten Verhalten von Führungskräften und Verantwortungsträgern (Stichwort: gesundheitsorientiertes Führen).

Entscheidend für die Umsetzung von gesundheitsorientierten Konzepten sind die engagiert handelnden Menschen. Ohne dass einzelne Personen in einer Organisation sich diesem Thema verschreiben und es vorantreiben, geschieht nichts. Langfristig tragfähige Implementierungen brauchen eine gute Verankerung des Themas auf der Führungsebene – wie auch immer das im Einzelfall dargestellt wird. Eine der wichtigen Grundlagen ist, dass Menschen mit Führungsverantwortung sich auch persönlich mit dem Thema der Gesunderhaltung befassen und mit ihrer eigenen Gesundheitsorientierung Erfahrungen sammeln – sie werden so leichter den notwendigen Rückhalt im Unternehmen organisieren. Die individuellen Prozesse der Gesundheitsorientierung und die organisationalen Prozesse sind an dieser Stelle eng miteinander verbunden.

Versteht man die Gesunderhaltung der Mitarbeitenden als Führungsaufgabe (wie dies ja schon bei dem Thema Stress aufgezeigt wurde), ergeben sich Konsequenzen für die Qualifizierung von Führungskräften. Qualifizierungsprozesse müssen um die entsprechenden Themen erweitert werden. Dabei kommt es z. T. eher auf eine gesundheitsorientierte Präzisierung der ohnehin eingesetzten Führungstools an (Mitarbeitergespräche, Zielkonkretisierung, Prozesse der Aufgabenbearbeitung etc.). Allerdings sind zusätzliche Methodenbausteine erforderlich zur Sensibilisierung für die eigene Gesunderhaltung und die eigenen Lebensbalancen und zur Auseinandersetzung mit der Optimierung der eigenen Lebens- und Arbeitsstile.

Aus dem Wissensfundus des Gesundheitscoachings können dazu abgeleitet und präzisiert werden:

- die gezielte Reflexion der persönlichen Gesundheit, der Gestaltung der Lebensbalancen und der Stressbewältigung (Coaching, Qualifizierungsprozesse etc.)
- das Wissen über die konkrete Umsetzung eines gesundheitsorientierten Führungsstils und die Gestaltung von gesundheitsorientierten Arbeitsprozessen.

In fast allen Unternehmen und Organisationen schlummert hier noch sehr viel Entwicklungspotenzial, das es zu aktivieren gilt – gerade aus dem Blickwinkel des demografischen Wandels, der deutlich gestiegenen Anforderungen an die Mitarbeitenden und der Bedeutung der Menschen bei wissensbasierten Produkten und Dienstleistungen.

7.2 Gesundheitsorientiertes Führen

Die Gesundheitsorientierung des Führungsverhaltens soll als Besonderheit des Gesundheitscoachings hier skizziert werden. Die engen Zusammenhänge zwischen dem Führungsstil einerseits und der Befindlichkeit, Leistungsbereitschaft und Leistungsfähigkeit der Mitarbeitenden andererseits wurden auf der Basis vieler Untersuchungen oftmals beschrieben und dürften heute zum allgemeinen Wissenstand gehören (vgl. z. B. Netta 2007). Der unmittelbare Vorgesetzte prägt in der Wahrnehmung seiner Mitarbeitenden in hohem Maße die Arbeitsabläufe und die Kultur in seinem Verantwortungsbereich. Die entscheidende Frage ist, ob es ihm gelingt, Wertschätzung den Menschen gegenüber zu zeigen und dies auf der Beziehungsebene zu gestalten – bei aller sachlichen und fachlichen Klarheit und gegebenenfalls Kritik.

Die heute recht klaren und umsetzbaren Leitlinien für Führung lassen sich aus der Salutogenese ableiten. Führungsaufgabe ist:

- die Herstellung von Transparenz mit dem Ziel, den Mitarbeitenden eine konsistente Orientierung zu geben;
- die angemessenen Ressourcen verfügbar zu machen mit dem Ziel, den Mitarbeitenden die Bearbeitung ihrer Aufgaben zu ermöglichen;
- die Bedeutung und den Sinn der Aufgaben und Arbeitsinhalte erlebbar zu machen.

Fragenset zur Reflexion von Führung
- Wie gestalte ich eine persönlich wertschätzende Beziehung mit meinen Mitarbeitenden?
- Wie habe ich dafür gesorgt, dass meine Mitarbeitenden durchschauen und sich erklären können, was hier passiert, welches ihre Aufgabe ist und welche Entwicklungen anstehen?

- Wie sorge ich für die größtmögliche Klarheit über die aktuelle Ausrichtung der Arbeit?
- Wie sorge ich für eine ausreichend Klarheit über die geltenden Regeln?
- Wie sorge ich dafür, dass mein Verhalten für meine Mitarbeitenden berechenbar bleibt?
- Wie habe ich dafür gesorgt, dass sie über die notwendigen Ressourcen an Zeit, Energie, Know-how, Budget etc. verfügen oder sich verschaffen können, um die Aufgaben zu bewältigen?
- Wie erfolgt die Abstimmung zwischen den Qualifizierungsprofilen, den Erfahrungen, den Ressourcen meiner Mitarbeitenden und ihrem Einsatz?
- Wie halte ich die Balance von Forderung und Förderung?
- Wie habe ich dafür gesorgt, dass die Mitarbeitenden wissen und überzeugt sein können, dass sich das Engagement lohnt und was Sinn und Bedeutung der Herausforderungen sind (Mission, Vision, Ziel)?
- Wie reflektiere ich die Auswirkungen meines Führungsstils und meines konkreten Führungsverhaltens auf die Mitarbeitenden in Bezug auf Motivation, Leistungsfähigkeit, Gesundheit? Welche Feedbackmöglichkeiten nutze ich?
- Welche dieser Aspekte gelingen mir gut, welche eher noch nicht so gut?

Weitere Modelle

Neben der salutogenetischen Orientierung bieten sich als weitere handlungsleitende Modelle sich das Effort-Reward-Modell von Siegrist und das Herausforderungs-Kontroll-Modell von Karasek an.

Das Efford-Reward-Modell legt für das Führungsverhalten nahe, auf eine gute Balance des Gebens und Nehmens bei der Mitarbeiterführung zu achten, damit Gratifikationskrisen vermieden werden. Dies gelingt, indem man eher intuitiv und gegebenenfalls in vertiefenden Einzelgesprächen den jeweiligen Bilanzen nachspürt, die Mitarbeitende in ihrer eigenen Währung „errechnen".

Menschen führen solche innere Verrechnungen ständig durch: Was ist mein Input, mein Engagement *(effort)*, und was bekomme ich an Geld, Anerkennung, interessanter Arbeit, angemessener Verantwortung, Sicherheit *(reward)*? Fehlende Anerkennung bei aufrechterhaltenem hohen Engagement ist einerseits ein Burn-out-Risiko (s. o.), andererseits ein Grund für Rückzug, Entmutigung und Krankheitsanfälligkeit. Regelmäßige Mitarbeiter-Vorgesetzten-Gespräche sind eines der oft schon eingeführten Instrumente, die auch zur Balancierung dieser Zusammenhänge genutzt werden können.

Das Herausforderungs-Kontroll-Modell stellt einen Zusammenhang her zwischen der Menge und Schwierigkeit der Aufgaben und den Gestaltungsmöglichkeiten des Einzelnen bei der Bearbeitung dieser Aufgaben. Ein hoher Level an Herausforderungen mit wenig Gestaltungsmöglichkeiten erzeugt das Erleben von Stress und Druck und riskiert die bekannten Stressfolgen. Gesundheitsorientierte Führungsaufgabe ist es also, auch und gerade unter den Bedingungen von Druck für erlebbare Gestaltungsspielräume zu sorgen. Das können Entscheidungsmöglichkeiten für die Reihenfolge der Arbeiten sein, eigenständige Pausenregelungen, Flexibilität bei der Arbeitszeit, Erreichbarkeit von Support u. a.

Mit der Salutogenese und diesen beiden Modellen sind gute Reflexionsraster für das eigene Führungsverhalten vorhanden, die konkrete Optimierungsschritte beschreiben lassen (vgl. für die Beschreibungen gesundheitsorientierter Arbeitsprozesse Rosenbrock u. Michel 2006).

Viele der heute gängigen Führungstools (Zielvereinbarungen, Kommunikation, Konfliktmanagement, Partizipation etc.) erzeugen bei guter Umsetzung die beschriebenen Kriterien gesundheitsorientierten Führens. Wenn zu Recht postuliert wird, dass sich die Qualität von Führung auch an der Gesunderhaltung der Mitarbeitenden ablesen lässt, bedingt die oben angeregte Erweiterung der Führungskompetenz um die Thematik der Gesunderhaltung letztlich eine Optimierung der ohnehin von den Führungskräften erwarteten Qualität ihrer Führungsarbeit.

7.3 Die Implementierung von Gesundheit in Organisationen

Folgte man eher einem großen Entwurf von Gesundheitsorientierung im Unternehmen und nähme die Gesunderhaltung aller Beteiligten als eines der zentralen Themen, hätte das nicht nur weitreichende Auswirkungen auf die Kultur des Unternehmens – es wäre eine strategische Position. Gesunderhaltung würde – neben der selbstverständlichen Ausrichtung an den Aufgaben und am wirtschaftlichen Erfolg – zu einem verbindenden Wert, zu einer verbindenden Kraft und zu einem Qualitätskriterium aller Arbeits- und Interaktionsprozesse. Das reichte über das Verhalten jedes Einzelnen – insbesondere der Führungskräfte – bis hin zu pragmatischen Aspekten wie Pausenregelungen und Kantinenessen.

Interessant ist dabei, dass in einem solchen Szenario nicht die Einführung vieler neuer Prozesse und aufwendiger Abstimmungen erforderlich würde. Es bräuchte zunächst die Schärfung der vorhandenen Instrumente und die Optimierung der Prozesse unter dem Aspekt der Gesunderhaltung; es bräuchte allerdings eine Entscheidung für diese Perspektive und die entsprechende Bündelung und Koordination der einschlägigen Aktivitäten im Unternehmen; und es bräuchte auch die schon aufgezeigte individuelle gesundheitsorientierte Sensibilisierung und das einschlägige Wissen über gesundheitsorientiertes Führen.

Die strategische Bedeutung dieser Ausrichtung liegt in einer systematischen Arbeit an den Human Resources zur Erarbeitung entsprechender Wettbewerbsvorteile, z. B. bei der Anwerbung und Bindung qualifizierter Mitarbeiter, z. B. durch die Leistungskraft und die Kreativität engagierter und gesunder Mitarbeiter, z. B. durch die Nutzung alterstypischer Leistungsprofile, durch die optimierten Lern- und Veränderungskompetenzen etc.

8. Perspektiven von Gesundheit

Gesundheit und Gesunderhaltung werden in Zukunft sicher einen breiten Markt jenseits der regel- und kassenfinanzierten Systeme erzeugen – das scheint sicher. Die Nachfrage nach tragfähigen Konzepten im Gesundheitsbereich steigt. Es ist anzunehmen, dass die Thematik der Gesunderhaltung in absehbarer Zeit immer häufiger mit der notwendigen Breite und Tiefe auch im Kontext von Unternehmen angegangen wird.

Das Anliegen von Gesundheitscoaching ist es, für die Entwicklung von „Gesundheit als Lebenskunst" hochwertige Produkte fundiert abzuleiten. Damit soll für alle Lebensbereiche, die um Arbeit organisiert sind, die Gesunderhaltung mit der Vielfalt von Lebensentwürfen und Lebensvollzügen verbunden bleiben.

Die Vision: Gesundheit und Gesunderhaltung werden zukünftig oft genutzte Zugänge sein, die es ermöglichen, die eigene Lebensausrichtung zu überprüfen, sich Neuem zu öffnen und sich von Ungewohntem anrühren zu lassen.

Literatur

Antonovsky, A. (1997): Salutogenese. Zur Entmystifizierung von Gesundheit. Tübingen (dgvt).

Bamberg, E., C. Busch u. A. Ducki (2003): Stress- und Ressourcenmanagement. Strategien und Methoden für die neue Arbeitswelt. Bern et al. (Huber).

Bateson, G. (1981): Ökologie des Geistes. Frankfurt a. M. (Suhrkamp).

Bateson, G. u. M. C. Bateson (1993): Wo Engel zögern. Unterwegs zu einer Epistemologie des Heiligen. Frankfurt a. M. (Suhrkamp).

Baumgarten, A. G. (1750/1983): Aesthetica. iIn: H. R. Schweizer (Hrsg.): Texte zur Grundlegung der Ästhetik. (Philosophische Bibliothek, Bd. 351.) Hamburg (Meiner).

Bengel, J. (1998): Was hält Menschen gesund? Antonovskys Modell der Salutogenese. Köln (Bundeszentrale für gesundheitliche Aufklärung, Forschung und Praxis der Gesundheitsförderung).

Bertelsmann AG (2005): Auswertung einer Mitarbeiterbefragung mit der Pfad-Methode. (Unveröffentl.) Gütersloh.

Bertelsmann Stiftung, BKK Bundesverband (2005): Psychosoziale Gesundheit und Führung. Enterprise for Health 5. Gütersloh (Bertelsmann Stiftung).

Billmeier, R., C. Kaul, M. Kramer, S. Krapoth, M. Lauterbach u. C. Rappe-Gieseke (2005): Der Beginn von Coaching-Prozessen. Bergisch-Gladbach (EHP-Organisation)

Born, J. u. U. Kraft (2004): Lernen im Schlaf – kein Traum. *Spektrum der Wissenschaft* 11: 44–51.

Braumann, M. (2006): Die Heilkraft der Bewegung. Kreuzlingen/München (Hugendubel).

Bröcher, J. (2003): Coaching als ästhetischer Prozess. Niebüll (Videel).

Cooperrider, D. L. u. D. Whitney (2006): Appreciative Inquiry: Eine positive Revolution in der Veränderung. In: P. Holman u. T. Devane (Hrsg.): Change Handbook. Zukunftsorientierte Großgruppen-Methoden. Heidelberg (Carl-Auer), 2. Aufl.

Dalai Lama u. C. Cutler (2004): Glücksregeln für den Alltag. Happiness at work. Freiburg (Herder).

Dilts, R. (1993): Die Veränderung von Glaubenssystemen. Paderborn (Junfermann).

Doppler, K. u. C. Lauterburg (1994): Change Management. Frankfurt a. M./ New York (Campus), 10. Aufl. 2002.

Foerster, H. von (1993a): Wissen und Gewissen. Versuch einer Brücke. Frankfurt a. M. (Suhrkamp).

Foerster, H. von (1993b): KybernEthik. Berlin (Merve).

Foerster, H. von u. M. Bröcker (2002): Teil der Welt. Fraktale einer Ethik. Heidelberg (Carl-Auer), 2. Aufl. 2007.

Frankl, V. E. (1979): Der Mensch vor der Frage nach dem Sinn. München (Piper).

Fritz, H. (2003): Besser leben mit work-life-balance. Wie Sie Karriere, Freizeit und Familie in Einklang bringen. Frankfurt a. M. (Eichborn).

Grawe, K. (2004): Neuropsychotherapie. Göttingen (Hogrefe).

Grieger, G. (2001): Appreciative Inquiry. Paderborn (Junfermann).

Hanh, T. N. (1995): Lächle deinem eigenen Herzen zu. Wege zu einem achtsamen Leben. Freiburg (Herder), 7. Aufl.

Hartmann, F. (1993): Chronisch krank oder bedingt gesund? In: C. Hammer u. V. Schubert (Hrsg.): Chronische Erkrankungen und ihre Bewältigung. Starnberg (Schulz).

Hirschfelder, G. (2005): Europäische Esskultur. Frankfurt a. M. (Campus).

Kabat-Zinn, J. (2001): Gesund durch Meditation. Das große Buch der Selbstheilung. Bern (Barth).

Kaplan, R. S. u. D. P. Norton (1997): Balanced Scorecard. Strategien erfolgreich umsetzen. Stuttgart (Schäffer-Poeschel).

Karasek, R. a. T. Theorell (1990): Healthy work. New York (Basic Books).

Kastner, M. (Hrsg.) (2004): Die Zukunft der Work Life Balance. Wie lassen sich Beruf und Familie, Arbeit und Freizeit miteinander vereinbaren? Kröning (Asanger).

Keeney, B. P. (1987): Ästhetik des Wandels. Hamburg (Isko).

Kemeny, M. E. a. M. Schedlowski (2007): Understanding the interaction between psychosocial stress and immune-related diseases: A stepwise progression. *Brain, Behaviour, and Immunity* 21: 1009–1018.

Kluge, F. (1989): Etymologisches Wörterbuch der deutschen Sprache. Berlin/ New York (De Gruyter), 22. Aufl. (bearb. von E. Seebold).

Kypta, G. (2006): Burnout erkennen, überwinden, vermeiden. Heidelberg (Carl-Auer), 2. Aufl. 2008.

Lauterbach, M. (2003): Coaching: Eine Dienstleistung zwischen Modeerscheinung und professioneller Kunst – Zur Qualität im Coaching. In: K. Martens-Schmid (Hrsg.): Coaching als Beratungssystem. Heidelberg (Economica).

Lauterbach, M. (2005a): Gesundheitscoaching. Strategien und Methoden für Lebensbalance und Fitness im Beruf. Heidelberg (Carl-Auer), 2. Aufl. 2008.

Lauterbach, M. (2005b): Wenn Führungskräfte seekrank werden – Gesundheitsorientierung als Konzept im Coaching. *Familiendynamik* 30 (3): 234–261.

Lauterbach, M. (2006): So bleibe ich gesund. Was Sie für Ihre Gesundheit, Lebensenergie und Lebensbalance tun können. Heidelberg (Carl-Auer), 2. Aufl. 2008.

Lauterbach, M. (2007): Wie Salz in der Suppe. Aktionsmethoden für den beraterischen Alltag. Heidelberg (Carl-Auer).

Lemonick, M. D. (2005): The biology of joy. *Time*, 7.2.2005: 46–49.

Ludewig, K. (1988): Nutzen, Schönheit, Respekt – Drei Grundkategorien für die Evaluation von Therapien. *System Familie* 1: 103–114.

Ludewig, K. (2002): Leitmotive systemischer Therapie. Stuttgart (Klett-Cotta).

Luhmann, N. (1986): Systeme verstehen Systeme. In: N. Lumann u. E. Schorr: Zwischen Intransparenz und Verstehen. Frankfurt a. M. (Suhrkamp).

Luhmann, N. (1991): Soziale Systeme. Frankfurt a. M. (Suhrkamp).

Lütz, M. (2002): LebensLust. München (Droemer).

Lütz, M. (2007): Das Leben kann so leicht sein. Lustvoll genießen statt zwanghaft gesund. Heidelberg (Carl-Auer).

Maslach, C. u. M. P. Leiter (2007): Burnout erfolgreich vermeiden. Wien/New York (Springer).

McEwen, B. S. a. E. Norton Lasley (2003): The end of stress as we know it. Washington, DC (National Academies Press).

Mayrshofer, D. u. H. A. Kröger (1999): Prozesskompetenz in der Projektarbeit. Hamburg (Windmühle).

Miller, G. a. S. Cohen (2001): Psychological interventions and the immune system: Meta-analytic review and critique. *Journal of Health Psychology* 20 (1): 47–63.

Netta, F. (2007): Ergebnissteigerung durch Führungskulturansatz im BGM. (Vortrag Heidelberg, 29.3.2007.)

Nuber, U. (2002): Die gesunde Leichtigkeit des Seins. *Psychologie Heute* 29 (12): 20–27.

Pedersen, B. K. a. C. P. Fischer (2007): Beneficial health effects of exercise – The role of IL-6 as a mykokine. *Trends in Pharmacological Sciences* 28 (4): 152–156.

Pedersen, B. K. a. B. Saltin (2006): Evidence for prescribing exercise as therapy in chronic disease. *Scandinavian Journal of Medicine & Science in Sports* 16 (Suppl. 1): 5–65.

Richter-Reichenbach, K.-S. (1992): Identität und ästhetisches Handeln. Weinheim (Deutscher Studien Verlag).

Richter-Reichenbach, K.-S. (1996): Männerbilder, Frauenbilder, Selbstbilder. Aachen (Shaker).

Rosenbrock, R. u. C. Michel (2006): Primäre Prävention. Bausteine für eine systematische Gesundheitssicherung. (Berliner Schriftenreihe Gesundheitswissenschaften.) Berlin (Medizinisch Wissenschaftliche Verlagsgesellschaft).

Scharmer, C. O. (2007): Theory U. Leading from the future as it emerges. Cambridge, MA (The Society of Organizational Learning). [Dt. (in Vorb.): Theorie U. Heidelberg (Carl-Auer).]

Schedlowski, M. u. U. Tewes (Hrsg.) (1996): Psychoneuroimmunologie. Heidelberg (Spektrum).

Schmid, W. (2000): Schönes Leben? Einführung in die Lebenskunst. Frankfurt a. M. (Suhrkamp).

Schmid, W. (2004): Mit sich selbst befreundet sein. Frankfurt a. M. (Suhrkamp).

Schweppenhäuser, G. (2007): Ästhetik. Frankfurt a. M. (Campus).

Seel, M. (2003): Ästhetik des Erscheinens. Frankfurt a. M. (Suhrkamp).

Segerstrom, S. C. (2008): Social networks and immunosuppression during stress: Relationship conflict or energy conservation? *Brain, Behavior and Immunity* 22 (3): 279–284.

Siegrist, J. (1996): Soziale Krise und Gesundheit. Göttingen (Hogrefe).

Simon, F. B. u. C. Rech-Simon (1999): Zirkuläres Fragen. Heidelberg (Carl-Auer).

Stierlin, H. u. R. Grossarth-Maticek (1998): Krebsrisiken – Überlebenschancen. Heidelberg (Carl-Auer).

Uchino, B. (2006): Social support and health: A review of physiological processes potentially underlying links to disease outcomes. *Journal of Behavioral Medicine* 29 (4): 377–387.

Wallis, C. (2005): The new science of happiness. *Time*, 7.2.2007: 40–44. Verfügbar unter: http://www.time.com/time/magazine/article/0,9171,1015832,00.html [4.7.2008].

Zulley, J. u. B. Knab (2000): Unsere innere Uhr. Natürliche Rhythmen nutzen und der Non-Stop-Belastung entgehen. Freiburg (Herder).

Zulley, J. u. B. Knab, B. (2002): Die kleine Schlafschule. Wege zum guten Schlaf. Freiburg (Herder).

Über den Autor

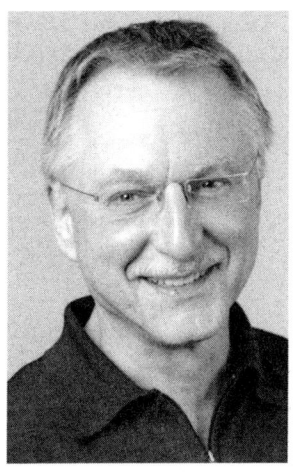

Matthias Lauterbach, Dr. med., ist Facharzt für Psychiatrie und Psychotherapeutische Medizin und als Coach in unterschiedlichen Branchen tätig. Er ist Mitinitiator des 1999 gegründeten Kompetenznetzwerks Gesundheitscoaching und Autor, u. a. von *Gesundheitscoaching. Strategien und Methoden für Fitness und Lebensbalance im Beruf* (2. Aufl. 2008) sowie *So bleibe ich gesund. Was Sie für Ihre Gesundheit, Lebensenergie und Lebensbalance tun können. Ein Programm in 10 Etappen* (2. Aufl. 2008).
www.dr-lauterbach-coaching.de

Matthias Lauterbach

Gesundheitscoaching

Strategien und Methoden
für Fitness und Lebensbalance
im Beruf

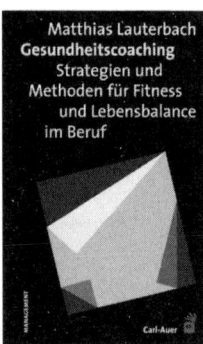

255 Seiten, 34 Abb., Gb, 2. Aufl. 2008
ISBN 978-89670-497-9

Der Autor stellt in diesem Band
ein umfassendes Konzept zum
Gesundheitscoaching vor. Es
basiert auf einem systemischen
Beratungsansatz, der durch zahlreiche weitere, zum Teil eigens
für diesen Ansatz entwickelte
Methoden ergänzt wird.

*„Viele, viele, viele Anregungen,
um über den eigenen Gesund-
heitskontext, das eigene Ausmaß
der Gesundheit [...] pointiert
nachzudenken."*

Dr. Sonja Radatz
Lernende Organisation
November 2012

Matthias Lauterbach | Susanne Hilbig

So bleibe ich gesund

Was Sie für Ihre Gesundheit,
Lebensenergie und
Lebensbalance tun können

Ein Programm in 10 Etappen

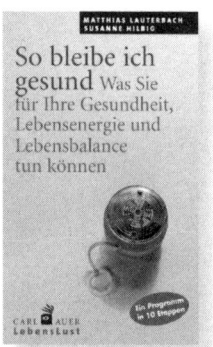

233 Seiten, 18 Abb., Kt, 2. Aufl. 2008
ISBN 978-89670-562-4

*„Dieses Buch stellt genau die
richtigen Fragen. Ärzte fragen sich
traditionell, wie Menschen krank
werden. Das ist ja auch wichtig zu
verstehen. Aber spannender ist doch
die Frage, warum manche Leute
nicht krank werden (obwohl sie es
vielleicht auch verdient hätten). Das
Buch arbeitet sehr geschickt mit
allen modernen psychologischen Ansätzen zur Motivation und Reflexion.
Es packt den inneren Schweinehund
an seiner empfindlichsten Stelle.
Ich wünsche dem Buch viele Leser,
denn auch ein Selbsthilfebuch hilft
nicht von selbst. Es gibt nichts Gutes,
außer man tut es."*

Dr. Eckart v. Hirschhausen

Carl-Auer Verlag • www.carl-auer.de